Zu diesem Buch

«Wie eine Kriegsbemalung», dachte Leonhard Lentz, als er zum erstenmal im Spiegel die Bestrahlungsfelder sah, die man ihm in der Radiologie mit waschfester Farbe ins Gesicht gemalt hatte.

Wie einer, der das Leben liebt, mit der Diagnose Kehlkopfkrebs mehr als neun Jahre verbringt, erzählt Leonhard Lentz in seiner Geschichte – knapp, schlicht, ohne Pathos, Selbstmitleid oder Schuldzuweisungen.

«Für mich ist dieser Bericht, dieser Kampf des Leo Lentz gegen den Krebs, eine Liebeserklärung an das Leben.»
Peter Striebeck in seinem Nachwort

Leonhard Lentz, geboren 1930 in Westfalen, absolvierte eine Tischlerlehre und wurde Innenarchitekt. 1977 mußte er sich aufgrund einer Krebsdiagnose einer Kehlkopfspaltung unterziehen, 1980 wurde der ganze Kehlkopf entfernt. 1981 bis 1983 schrieb Lentz seinen Bericht «Der Indianer»; 1985 wirkte er an der Drehbuchfassung des Textes und bis zu seinem Tod im Januar 1987 an der Realisierung des Films «Der Indianer» mit.

Leonhard Lentz

DER INDIANER

Bericht über das Leben mit
einer tödlichen Krankheit

Mit einem Nachwort
von Peter Striebeck

rororo
Rowohlt

rororo Medizin und Gesundheit
Lektorat Heike Wilhelmi

Veröffentlicht im Rowohlt Taschenbuch Verlag GmbH,
Reinbek bei Hamburg, Juni 1993

Umschlaggestaltung Nina Rothfos
unter Verwendung eines Fotos des Autors
Satz Garamond (Linotronic 500)
Gesamtherstellung Clausen & Bosse, Leck
Printed in Germany
990-ISBN 3 499 19151 2

So ist der menschliche Kehlkopf eben nicht nur ein biologisch lebenswichtiges Organ, sondern ebenso sehr auch ein kostbares Instrument, das dem Zusammenleben der Menschen, ihrer Entwicklung und Fortentwicklung, ihrer Freude und ihrer Selbstverwirklichung entscheidende Dienste leistet

Prof. Dr. med. Joseph Matzker,
Ärztlicher Rat für Kehlkopflose

I.
Bericht

Ich habe dich bei unserem HNO-Arzt Dr. Kirchner angemeldet, sagte Heidi. Du bist seit drei Wochen heiser. Geh mal da hin. Heidi ist selber Ärztin in einem Krankenhaus. Ich ging hin. Er zog mir mit einem Zellstoffbündel die Zunge aus dem Hals und wärmte seinen kleinen Spiegel an einer Flamme. Beschlägt dann nicht, sagte er. Er sah hinein. Es tat nicht weh. Er nickte und verschrieb mir was. Nichts Ernstes, sagte er. Ganz wenig sprechen, am besten fahren Sie vierzehn Tage allein irgendwohin und kommen dann noch mal zu mir. Ich fuhr vierzehn Tage nach Holland an die See. Als ich wiederkam, sprach ich normal. Er war zufrieden. Das war 1972.

Wie sprichst du denn, fragt mein Freund John, als ich fünf Jahre später zu seiner Examensfeier komme. Bin etwas heiser, sage ich. Etwas ist gut, sagt er. Auf der lauten Feier kann mich niemand verstehen. Sie schütteln mit dem Kopf, wenn ich etwas sage, und machen ein angestrengtes Gesicht. Es ist im Juni 1977. Ich gehe früh. Denk an unsere Reise nach Pamplona Anfang Juli, und geh mal zum Arzt, sagt John, als ich schon auf der Treppe bin. Ich nicke.

Anfang Juli fahre ich mit drei Freunden nach Pamplona zur Fiesta. Wir feiern Tag und Nacht, saufen, rauchen wie wild und singen mit den Basken ihre Lieder. Am letzten Tag kann ich nur noch flüstern. In Hamburg rufe ich im Uni-Krankenhaus Eppendorf den Halsspezialisten Professor Röder an. Wir sind die nächsten drei Wochen voll, sagt die Sekretärin, aber dann geht's, also am... Da bin ich in Urlaub, sage ich. Dann kommen Sie doch danach, sagt sie. Ich fahre vier Wochen in die Bretagne und spreche wenig. Es bessert sich nichts. Ich fahr zurück und rufe vierzehn Tage später im Krankenhaus an. Ich bekomme einen Termin zum 26. Oktober. Die Dame sagt, der Professor ist zwar auf einem Kongreß, aber Privatdozent Dr. Pauly ist für Sie da. In Ordnung.

Es ist ein Donnerstag. Ich bin um acht Uhr bestellt. Ich gehe zum erstenmal durch den alten, hohen Eingang in die riesige Krankenhausstadt und höre die schwere Holztür hinter mir zufallen. Das Hals-Nasen-Ohren-Haus liegt rechts vom Eingang unter alten Bäumen. Im ersten Stock klopfe ich an die Tür, an der Sekretariat steht. Lentz, krächze ich, als eine Schwester im weißen Kittel erscheint. Ah ja, sagt sie, Herr Lentz, bitte, nehmen Sie dort Platz, der Doktor kommt gleich.

Es ist fünf Minuten vor acht. Ein kahler Raum mit einem Schaukelpferd, Holzstühlen, einer Kiste mit Klötzchen in der Mitte und einer Pinnwand mit Kinderzeichnungen. Ich sehe mir die Zeichnungen an. Es erscheint ein Mann so um die Fünfunddreißig. Er trägt Jeans, ein blaues Sporthemd, Cowboystiefel und hat die

Haare kurz gestutzt. Er geht ohne anzuklopfen in das Sekretariat. Es kommen Leute mit Kindern, es wird laut. Ein Kind trägt einen weißen Verband um den Hals. Ich blättere in einem Märchenbuch. Der Mann mit dem Stoppelschnitt kommt aus der Tür und geht in ein anderes Zimmer. Er erscheint wieder und sagt, Herr Lentz, bitte. Er läßt mich vorgehen und weist mit der Hand auf eine Tür, an der Dr. Pauly steht.

Es ist der Arzt. Pauly, sagt er und nimmt in seinem Sprechzimmer hinter einem billigen Schreibtisch Platz. Ich sitze ihm gegenüber. Er hat die Karte mit meinen Daten vor sich liegen, er betrachtet sie. Er sieht hoch und lächelt. Erzählen Sie mal, sagt er, warum sind Sie hier? Ich höre, Sie sind heiser, seit wann haben Sie das? Seit Pamplona, sage ich, richtig erst seit Pamplona, so Anfang Juli. Pamplona, sagt er, ist am 6. Juli, ein Kollege fährt da auch immer hin, wie gefällt's Ihnen da? Wissen Sie, sage ich, es ist wie Karneval, ein riesiges Fest, alles etwas wie Drosselgasse, viel Kitsch, viel Fremde, etwas Stierkampf, viel Lärm, Gesaufe, Geschrei, die Zeiten vom alten Ernie sind vorbei. Von Spanien sieht man da nicht viel. Die Reise dahin ist viel schöner. Ja, seitdem bin ich so heiser, vielleicht sollte ich noch mal 'n paar Tage Ruhe machen, an die See oder so, allein, sonst quatscht man ja doch.

Er nickt. Der gute alte Ernie, sagt er und lächelt wieder. Haben Sie manchmal Schluckbeschwerden? Nein, sage ich, ich trinke gern. Jetzt lacht er. Woll'n mal reingucken, sagt er, was machen Sie beruflich? Müssen Sie viel sprechen, brauchen Sie Ihre Stimme?

Dauernd, sage ich, spreche viel, bin den ganzen Tag

auf Kundschaft, und abends die Freunde, bin 'n Sabbelheini, bißchen Alkohol, dann leg ich los.

Er grinst, wird ernst und nickt langsam. Komm' Sie, sagt er, ich seh's mir mal an.

Vierzehn Tage muß ich rausschlagen, denk ich, gelber Zettel, vierzehn Tage Ruhe an der See müßten drin sein, soll da jetzt noch ganz schön sein, soll der Alte mal bezahlen.

Wir gehen in das Behandlungszimmer, in dessen Mitte der Stuhl steht. Der Raum ist ohne Fenster, stockdunkel. Der Doktor knipst eine grelle Lampe über dem Stuhl an. Er hat plötzlich einen weißen Kittel an und diesen Spiegel auf dem Kopf.

Strecken Sie mal die Zunge raus, sagt er, packt sie mit einem Gazelappen und zieht sie nach unten aus dem Mund. Gleichzeitig schiebt er mit dem Zeigefinger meine Oberlippe hoch und fährt mit dem angewärmten Spiegel in den Hals.

Ganz ruhig atmen und entspannen, sagt er, sagen Sie mal ehhhh.

Ich mache eehhhh. Schön, sagt er und fährt mit dem Halsspiegel tiefer. Ich muß würgen. Er zieht den Spiegel zurück. Er nimmt eine kleine, blaue Plastikflasche und sprüht mir eine schrecklich schmeckende Flüssigkeit in den Hals. Das betäubt, sagt er, und sprüht. Nach einer Weile spiegelt er wieder, bis ich würge und Tränen in die Augen bekomme.

So, sagt er, und gibt mir ein Mikrophon in die Hand, das an ein Gerät angeschlossen ist, an dem ein Zeiger ausschlägt, wenn man was sagt. Ich muß eehhhh machen, er beobachtet das Gerät und den Zeiger. Dann sprüht und spiegelt er wieder. Er steht auf und schaltet die Lampe oben aus. Ja, Herr Lentz, sagt er, kommen Sie noch mal in mein Zimmer.

In seinem Zimmer sage ich, warum muß die Betäubungsflüssigkeit eigentlich so schlecht schmecken? Es ist einem doch schon übel genug, und dann noch das. Warum machen sie das nicht mit Vanillegeschmack, geht doch heute alles schon, fliegen doch auch zum Mond.

Er zuckt die Achseln. Weiß ich auch nicht, sagt er. Die das machen, haben das sicher noch nie probiert, die wollen nur betäuben, und die Patienten glauben, das müßte so sein. So ist die Welt, sagt er, zieht seinen Kittel aus, setzt den Kopfspiegel ab und nimmt Platz.

Ich seh ihn an.

Herr Lentz, sagt er, Herr Lentz, Pamplona ist schuldlos. Sie haben Krebs, Kehlkopfkrebs. Nach der Spiegelung besteht kein Zweifel, auf dem linken Stimmband ist ein Tumor. Wir müssen operieren, und zwar schnell, Kehlkopfspaltung.

Ja, sage ich und fühle, wie ich rot werde.

Er nimmt den Telefonhörer ab und sagt, kommst du mal.

Professor Dahlmann ist Chirurg, sagt er zu mir, Spezialist für solche Sachen, da sind Sie in besten Händen. Er kommt gleich und schaut Sie an.

Ich sitze da. Wissen Sie, fährt er fort, wir sind da immer ehrlich, der Patient soll wissen, was er hat, nur so ist er gewappnet, entwickelt Kräfte, die er braucht, wehrt sich, kämpft.

Klar, sage ich.

Die Tür geht auf, und ein blasser, zarter Mann mit weißen Hosen, Tennisschuhen und kurzärmligem Hemd tritt ein.

Dahlmann, sagt er und gibt mir die Hand. Das ist er, sagt Dr. Pauly und zeigt auf mich. Dahlmann lächelt.

Dr. Pauly spricht weiter. Ich höre nicht zu. Ich versuche es zu fassen, Krebs. Ich drehe mich um und sehe den Chirurgen an. Er hat mich gemustert, meine Statur eingeschätzt, meinen Hals betrachtet. Jetzt sieht er weg.

Ich sehe es mir noch mal an, sagt er zu mir. Ich stehe auf und gehe sehr gerade hinter ihm her in das Zimmer mit dem Stuhl. Er sprüht, spiegelt, beobachtet den Zeiger an dem Gerät und nickt. Gar kein Zweifel, sagt er zu Dr. Pauly, wir müssen da schnellstens ran.

Sonntag um achtzehn Uhr im Bettenhaus der HNO, sagt er zu mir, Montag Lunge, Herz und so weiter, Dienstag Operation. Er lächelt mich an, gibt mir die Hand und geht.

Pauly gibt mir einen Zettel, wo alles draufsteht, und zeigt mir auf dem Flur den Weg zum Bettenhaus. Da drüben, sagt er, melden Sie sich bei Schwester Claudia. Tschüs, Herr Lentz. Er klopft mir auf die Schulter.

Das ist ja 'n Schreck in der Morgenstunde, sage ich. Das glaub ich, das glaub ich, sagt er und winkt mir zu.

Der Boden, auf dem ich entlanggehe, ist glatt, grün und sehr sauber. Ich gehe starr vor mich hin, und als ich den Vorraum des Bettenhauses betrete, sehe ich vier große Fotos von ernst dreinschauenden Männern an der Stirnwand. Die Namen der Männer stehen auf Messingschildern unter den Bildern. Es sind alles Professoren, die diese Klinik schon mal geleitet haben. Sehr ernst dreinschauende Männer, vor denen man gehörig Achtung haben kann, Männer, die wußten, was sie wollten, und die zweifellos alles über Halskrankheiten wußten. Sie sind alle tot. Sie wußten bestimmt auch alles über meine Krankheit.

Ich gehe die Treppe hoch und bin in einem Warteraum. Dort ist eine Sitzgruppe von den Vereinigten Werkstätten. Die Sessel sind aus schönem Eschenholz mit Streben im Rücken und ausgefuchsten Armlehnen, bunten Kissen. Mit eifrigem Gang erscheint eine sehr hübsche, dunkelblonde Schwester.

Claudia, sagt sie. Herr Lentz? Ja. Ist alles nicht so schlimm, sagt sie, warten Sie mal, jetzt sind Sie erst mal hier, ist ja auch nicht so ohne, bei mir zu sein, oder?

Nein, sage ich, überhaupt nicht.

Sehen Sie, sagt sie, aber Ihr Blut müssen wir jetzt schon haben, das hilft nichts, kommen Sie mal mit.

Ich sitze auf einem Stuhl im Behandlungszimmer. Sie kommt. Hier kommt der Vampir, sagt sie, sticht die Nadel in die Vene und zieht auf. Ich setze mich wieder in einen Sessel in der Halle.

Sie können nach Hause, Herr Lentz, sagt sie. Wir sehen uns am Sonntag abend, achtzehn Uhr, pünktlich bitte. Ja, sage ich, aber ich werde gleich abgeholt. Ach so, sagt sie, dann warten Sie man da.

Patienten in farbigen Bademänteln schieben den blanken Flur entlang, schlurfen in gemusterten Pantoffeln zur Toilette. Einige haben schwarze Binden an den Ohren, andere Verbände um den Hals. Eine Frau stöckelt in hochhackigen Pumps vorbei. Manchmal kommt ein Doktor in Weiß schnellen Schrittes in Holzclogs daher, sofort zu erkennen am aufgenähten Namensschild und am Pieper, der mit einer Klammer an der Brusttasche des wehenden Kittels befestigt ist. Sie sind aber noch besser an der fliehenden Eile zu erkennen und an dem Ausdruck ihres Gesichts, das die Wichtigkeit ihrer Aufgabe widerspiegelt. Nun öffnet sich seitlich von mir eine Tür. Ein älterer Mann kommt heraus. Er geht zum Schwesternzimmer, klopft an, macht die Tür auf, und dann höre ich einen schnarrenden Ton und sehe, wie er ein handlanges, blitzendes Ding an den Hals hält, höre zum erstenmal die schaurigen, modulationslosen Laute eines Kehlkopflosen. Computerhaft, in dem hohen Raum mit der Treppe akustisch verstärkt, schnarrt es ganz unmenschlich, aber verständlich.

Schwester Gudrun, sagt er, wann gibt es denn was? Die kommen ja immer später, nachher ist wieder alles kalt. Gleich, Herr Naujoks, sagt die Schwester fröhlich, ist doch erst zwölf, schon wieder Hunger?

Er dreht sich um und kommt mit dem Gerät in der Hand auf mich zu. Ich stehe auf und gehe zur Toilette. Ich seh mich im Spiegel an und finde, daß ich ganz normal aussehe. Als ich zurückkomme, ist Astrid da. Sie hat ihr scheues Lächeln aufgesetzt, und ich sehe, daß sie unsicher ist, aber zuversichtlich aussehen will.

Da bin ich, mein Schatz, sagt sie. Na, kommst du mit?

Ja, sage ich, ich hab Krebs, Kehlkopfkrebs.

Sie steht wie vom Donner gerührt und setzt sich dann zu mir.

Wie kommt das denn, fragt sie.

Ich zucke mit den Achseln und bin froh, daß es heraus ist.

Da wartet noch jemand unten im Wagen, sagt sie, läuft die Treppen runter und ist auch schon wieder da. Ich sehe, daß sie geweint hat.

Sie haben mich lange untersucht und das festgestellt, Sonntag muß ich hierher und werde operiert. Den Chirurgen kenn ich schon. Ich erzähl ihr alles ausführlich.

Wir gehen beide nach unten. Als ich aus der Tür trete, bin ich wie gelähmt. Ich nehme nichts wahr. Ich denke an die kommende Nacht.

Gehn wir was trinken, sage ich, zum Italiener, Plüschi wartet da.

Du bist ja immer noch heiser, sagt Teo Vitale und zeigt mir den Tisch, an dem Plüschi schon sitzt. Ja, sage ich, hab Krebs, Kehlkopfkrebs. Er lacht.

Mich hat's erwischt, sage ich großspurig zu Plüschi, ich hab Krebs, werd übermorgen operiert. Ach du Scheiße, sagt er, wie kommt das denn?

Er steht auf, setzt sich wieder. Wir bestellen Wein und was zu essen. Ich bin froh, daß ich nicht allein bin, trinke und quatsche. Nur nicht nachdenken, denke ich, nicht zu Ende denken, verdrängen, wird schon gutgehen. Was hatte er gesagt? Kehlkopfspaltung? Was war das denn? Was ist denn mit sprechen? Krebs ist doch selten heilbar, was las man alles darüber. Langsamer Tod, sicherer Tod, Qualen, viele Operationen, immer dünner werden bis zum Ende. Mir wird heiß, ich trinke.

Ich gehe mit Astrid durch die Stadt, sehe die Alster, vereinzelt nur noch die weißen Schiffe der Alsterflotte, die Segelboote, die Brücken und Türme. Nur nicht nach Haus. Laß uns wegfahren, sage ich, laß uns morgen früh wegfahren, in die Heide oder an die See, irgendwohin, in ein Hotel, nur nicht nach Hause. Ich bin betrunken, als ich zu Bett gehe.

Am anderen Morgen gehe ich mit Astrid zur Bank und gebe ihr Kontovollmacht. Sie ist irgendwie stolz, obwohl nur dreitausend Mark auf dem Konto sind. Ich hebe tausend Mark ab.

Es ist Freitag. Wir fahren in die Heide, fahren ziellos durch die Gegend. Astrid sitzt blaß und still neben mir. Dann erwischt es mich ganz plötzlich das erste Mal voll. Die Todesangst, mitten im Fahren. Schweiß rinnt mir herunter, ich zittere, atme tief, begreife es nicht, alles wird weit, ich brems, halte und weine.

Ich bin ruhelos, mir gefällt kein Hotel, wir fahren weiter nach Lüneburg. Die kleine Stadt ist lebhaft. Wir essen zu Mittag, trinken Bier, laufen durch die Stadt, schließlich gehe ich allein weiter. Ich fühle, ich kann nicht fliehen. Ich male mir das Krankenhaus aus, vollziehe im Geiste die Operation. Wie lange lebe ich noch? Überlebe ich überhaupt? Wann kommt dann die nächste Operation? Niemand kann diese Fragen beantworten, aber immer wieder stelle ich sie. Was ist nach dem Tod? Es gibt keine Ablenkungen. Krebs.

Schlappschwanz, denke ich, ich denke an Cherryl Chessman, an den Krieg, an Jesus Christus, an Tausende von Leidensgenossen. Trotzdem hat das Wissen *Krebs* etwas Verzweifeltes, Endgültiges an sich. Die Ärzte haben nicht von Chancen gesprochen. Warum habe ich nicht danach gefragt? Wußten sie es?

Astrid ist verstört, sie ist tapfer, will mich ablenken, zeigt mir Kleidung, Torten in der Auslage einer Konditorei, Wein im Fenster, Bilder, Bücher. Sie hält meine

Hand im Gehen. Ich denke kaum an sie, nur an mich, denke nicht daran, was sie durchmacht, ich weiß, daß sie mich liebt, sie kann mir nicht helfen.

Wir warten vor der noch geschlossenen Tür eines Restaurants. Ich trinke dann Wein, esse wenig. Euphorie kommt auf.

Die Nacht ist fürchterlich. Nach kurzem, betäubtem Schlaf bleibe ich wach. Ich liege da, bin mit mir allein, höre Astrid atmen, im Schlaf stöhnen, sprechen.

Morgens sagen wir nichts. Wir ziehen uns an und verschwinden aus Lüneburg. Das Wetter ist trist. Wir fahren nach Hause, tun nichts. Am Sonntag mittag rasiere ich mich sorgfältig, wasche mich, packe meine Sachen, sitze auf dem Sofa. Um siebzehn Uhr fahren wir los. Astrid fährt. Es ist deutscher Sonntag, kein Mensch auf der Straße. Vor dem Tor des Krankenhauses sehe ich Astrid intensiv an. Ich geh allein, sage ich, nehme meinen Koffer und wandere durch das Tor zum Bettenhaus, vorbei an der Orthopädie, immer dem Pfeil nach, Hals-Nasen-Ohren. Ich komme an den Fotos der Chefärzte vorbei, die Treppe hoch, und bin schon bei Claudia. Zimmer fünf, sagt sie mürrisch. Eine Doppeltür. Alles ist hell, sauber, ordentlich, Telefon. Erste Klasse. Ich bin allein.

Ich ruf meine Schwester an und sage es ihr. Sie ist still, betroffen. Mein Gott, sagt sie, was soll ich dazu sagen? Sag bloß Mama nichts davon, sage ich.

Ich ruf meinen Bruder an. Jelka ist dran. Ich sage es ihr. Sie weint und sagt, das ist besonders gut heilbar, weißt du, weil da wenig Fleisch ist, nur Knorpel, wenig Blut.

Mein Bruder kommt an den Apparat. Ich merke, daß es ihm schwerfällt, den Hörer in die Hand zu nehmen. Er ist einsilbig. Das Wort Krebs löst schwere Niedergeschlagenheit, Betroffenheit aus. Sie leiden auch. Er sagt ein paar Floskeln, Alltäglichkeiten. Hilf mir, denk ich, hilf mir irgendwie, tu was. Er ist der Ältere.

Da kommst du schon durch, sagt er schließlich. So wie Humphrey Bogart, sage ich. Er sagt nichts. Was soll er sagen?

Toi, toi, toi, sagt er zum Schluß, mach's gut. Ja, sage ich.

Ich zieh mich aus. Eine Schwester kommt und gibt mir eine Tablette. Es ist still im Krankenhaus.

Am anderen Morgen werde ich um fünf Uhr geweckt. Es wird Fieber gemessen. Ich wasche mich, rasiere mich. Das Bett wird gemacht. Es ist dunkel draußen. Die Kunststoffleuchte über dem Bett gibt bläuliches Licht. Draußen regnet es. Das Krankenhaus ist jetzt voll in Betrieb. Es ist laut auf den Fluren, Wagen rollen vorbei, Arzneien werden verteilt, Vorbereitungen getroffen. Um sechs Uhr gibt es Kaffee und Joghurt. Es wird wieder stiller.

Claudia kommt. Sie müssen um acht Uhr zum Röntgen, Herr Lentz, eine Treppe tiefer, ich melde Sie an. Dann kommen Sie wieder zu mir, ich brauch noch mal Blut, und dann geht's rasch zum EKG. Um elf Uhr kommt der Professor zu Ihnen. Bitte, ja. Ja, gut.

Beim Röntgen um acht Uhr muß ich warten. Zehn andere sind vor mir. Es wird nicht geredet, jeder denkt für sich, achtet nur darauf, daß sich niemand vordrängt. Schließlich bin ich dran. Ich komme in eine Kabine, sitze auf der Holzbank, zieh mein Hemd aus, setze mich wieder hin. Warten. Die Tür geht auf. Bitte Hemd ausziehen. Eine Dame in Weiß kommt. Die Röntgenärztin.

Herr Lentz, bitte hier vor den Schirm treten. Die Schultern bitte nach vorn, so ist schön, prima. Sie trägt eine Gummischürze wie die Fischhändler. Aufnahme. Umdrehen. Sie biegt meine Schultern nach vorn, drückt sie gegen den Schirm, zieht die hängenden Arme nach hinten. So ist schön, Aufnahme. Bitte in der Kabine wieder Platz nehmen. Warten. Die Tür geht auf. Die Aufnahmen sind gut, Herr Lentz, Sie können zur Station zurück. Wiedersehen.

Schwester Claudia aufgeregt auf dem Gang. Herr Lentz, der Doktor kommt gleich zu Ihnen, bleiben Sie auf dem Zimmer, Blut machen wir später.

Professor Dahlmann kommt. Er ist blaß, heiser, trägt einen grünen Rollkragenpullover unter dem Kittel. Bin erkältet, sagt er. Hoffentlich, sage ich. Er lacht gequält.

Wie geht's, fragt er, haben Sie Schmerzen? Nein. Ich komm nachher noch mal, sagt er. Wenn alles gut ist, operieren wir morgen. Ziemlich früh, um acht Uhr. Wir geben Ihnen was für die Nacht. Man kann jetzt noch nichts sagen, verstehen Sie? Nach der Operation wissen wir mehr. Er nickt und geht.

Ich wasch mir die Hände, den Hals, kämm mir die Haare.

Claudia kommt. Das Blut, Herr Lentz, kommen Sie nach vorn ins BH-Zimmer. BH-Zimmer? Ja, Behandlungszimmer. Aha. Sie preßt meinen Arm auf die Tischplatte und kommt mit der Nadel. Ich mach die Faust, sie sticht ein. Ich schaue hoch. Die Tür steht wie immer auf. Es geht rein und raus. Besucher stehen im Flur, sehen zu mir hin. Sie zieht die Nadel raus, im Röhrchen seh ich das Blut. Sie drückt Watte auf den Einstich, schiebt meinen Unterarm hoch. Augenblick so halten. Sie gibt mir eine Karte. Zum EKG, Herr Lentz, Haus dreiundzwanzig, im Keller, Raum vier. Dort warten. Sie zieht meinen Arm herunter, nimmt die Watte ab. Es blutet etwas. Sie drückt die Watte wieder drauf, klebt einen schmalen Streifen Leukoplast darüber.

Ab trimo, sagt sie, und dann Mittagessen bei Claudia, Herr Lentz.

Sie ist nett, arbeitet hart. Ich bewundere ihre Sicherheit, ihre pragmatische Art, ihre Couragiertheit. Sie tut das, was nützt, hilft. Sie ist noch jung, kaum vierundzwanzig, Oberschwester.

Draußen regnet es. Ich schau auf meine Karte. Auf die Rückseite ist ein Häuserplan des ganzen Komplexes gezeichnet. Viereck an Viereck, die einzelnen Häuser, dazwischen Wege, die Eingänge, Radiologie, Orthopädie, Inneres, kleine Parks, Grasflächen, Maschinenhaus mit großem Schornstein, Küche. Haus Nummer dreiundzwanzig ist am anderen Ende, ziemlich weit zu Fuß. Claudia hat mit rotem Filzstift den Weg eingezeichnet. Ich geh los. Es regnet stärker. Da steigt es vom Magen hoch, würgt mich, schüttelt mich. Ich geh schneller. Der Regen prasselt nun runter. Meine Lederjacke wird dunkel. Tropfen laufen aus den Haaren in den Mund. Ich geh unter Bäumen und bleibe stehen. Kastanien. Es rauscht, wenn der Regen auf die großen Blätter fällt. Sie sind schon gelb. Einige liegen unten. Ich denke an den

Frühling, Ende Mai, wenn die Bäume in Blüte stehen, sehe die weißen Blütenkerzen vor mir, die abgefallenen Blütenblätter auf dem Boden unter den Bäumen und erinnere mich an den Duft, der davon ausgeht, der Duft, der abends stärker wird, wenn die Sonne untergegangen ist.

Ich gehe weiter zum Haus dreiundzwanzig. Krankenwagen überholen mich, Ärzte rennen vorbei, Studenten mit ihren Taschen über dem Kopf.

Zwei Stunden warten im Keller in Raum vier. Ein großschnauziger Rentner teilt ein. Jetzt sind Sie dran, jetzt Sie. Man muß selbst nicht aufpassen, er vertut sich nicht. Ist er denn niemals selbst dran? Das macht doch keiner freiwillig. Wieder ausziehen, Kniebeugen, EKG, Kniebeugen, aufzeichnen der Herztöne, anziehen, danke, zurück zur Station. Ich bekomme ein beiges Kuvert mit. Es ist zugeklebt. Lentz steht drauf, und HNO, unterstrichen. Der Rentner ist noch immer da. Telefon für Sie, sage ich, Ferngespräch, beim Pförtner. Er rennt los.

Ich geh im Regen zurück, komme klatschnaß auf der Station an. Claudia sieht mich entgeistert an. Sie sind ja ganz naß, sagt sie. Ich zieh den Umschlag unter der Jacke hervor und gebe ihn ihr. Ja, sage ich, es regnet doch auch. Wir hätten Sie doch abgeholt, sagt sie.

War schön so, sage ich.

Sofort ins Bett, sagt sie, ich komm dann mit dem Essen. Ich möchte nichts essen, Schwester. Es wird gegessen, sagt sie, wär ja noch schöner. Eine andere Schwester bringt Schweinebraten mit Rotkohl und Kartoffelpüree, dazu eine Quarkspeise mit einem Stückchen Apfelsine obenauf. Ich laß es stehen und geh zu Bett. Ich liege lange so und starre an die Decke, verfolge Linien, Risse, mache Figuren, Bilder aus ihnen. Um siebzehn Uhr kommt der Professor. Er sieht auf das unberührte Essen auf dem Tisch. Er hält sich mit beiden Händen am Stahlrohrrahmen des Bettes fest. Seine Finger sind lang, bleich, unberingt, die Nägel kurz. Sie sind gut dabei, sagt er, Blut, Herz, Lunge, alles erstaunlich gut, schade, daß Sie das mit dem Hals haben. Wir können morgen operieren. Wir holen Sie um acht. Ich nicke.

Claudia kommt und schimpft wegen des Essens. Sie gibt mir zwei Tabletten. Astrid ruft an. Ich sage ihr, morgen früh um acht. Sie hört zu, sagt nichts, atmet nur. Gott sei Dank, sage ich, bloß nicht warten. Ja, sagt sie leise, natürlich. Sie legt auf. Ich werde müde. Nachts wache ich auf, mache Licht, es ist zwei Uhr, alles still, sehr dunkel draußen, kein Mond, dunkle, schwere Wolken. Ich schlafe wieder ein. Um fünf Uhr wecken, Fieber messen. Um sieben Uhr bekomme ich wieder zwei Tabletten und eine Spritze in die Muskulatur. Ein Pfleger kommt, rasiert die Brusthaare ab. Er spricht über den HSV, macht Scherze. Ich hol sie dann nachher, sagt er. Ich werde apathischer, Räder beginnen im Kopf zu laufen, die Augen sehen nach innen. Ich liege steif, bewegungslos. Die Tür geht auf, der Pfleger kommt mit einer Rollbahre. Er hebt mich mühelos hoch, legt mich hin, schiebt ein Kissen unter den Kopf, deckt mich zu. Er rollt mich über den Flur zum Fahrstuhl. Besucher sehen mich neugierig an. Ich fühle wenig, schließe die Augen. Der Fahrstuhl öffnet sich, wir rollen wieder endlose Flure entlang.

Dann Halt. Er öffnet eine Tür, schiebt mich rein. Ich bin im Operationssaal. Helles Licht, viel Chrom, Instrumente. Schwestern kommen. Sie tragen grüne, geschlossene Umhänge. Die Haare sind mit grünen Kappen bedeckt. Der Pfleger legt mich auf den Tisch, geht. Ich höre in einem Nebenraum Männerstimmen, Wasser läuft, und dann höre ich das scheuern von Bürsten auf der Haut. Ich höre, wie Hände gebürstet werden. Eine OP-Schwester kommt und sieht mich an.

Na, Herr Lentz, sagt sie, ganz ruhig bleiben. Ich versuche zu grinsen, merke, wie es mißlingt. Grelles Licht wird über mir angeschaltet. Es sind mehrere runde Scheinwerfer in einem großen Kreis, die mich blenden. Ich kenne diese typische Beleuchtung aus Filmen. Jemand hantiert am Tisch. Mein Kopf fällt nach hinten und befreit mich von dem Licht. Der Professor kommt.

So, Herr Lentz, sagt er, da bin ich, woll'n wir mal? Er sagt das fragend. Ich klappere mit den Augendeckeln. Sie können noch sprechen, sagt er. Ich fühle, wie man mich festschnallt. Etwas höher, sagt der Professor. Der Kopf sinkt noch weiter nach hinten, der Hals wird angehoben. Tadellos, sagt er. Sie haben einen sehr kurzen Hals, sagt er, ungewöhnlich kurz und kräftig. Ist das schlimm, frage ich. Nein, nein, sagt er und lacht, ist nur eine Feststellung, für uns vollkommen egal. Schwester, sagt er, jetzt geben Sie ihm noch mal Valium 10, er ist noch sehr wach. Die Schwester spritzt. Ein zweiter Arzt kommt. Ich seh alles von unten nach oben. Der zweite Arzt sagt guten Tag. Fertig, sagt der Professor Dahlmann. Eine Schwester pinselt meinen Hals mit einer Flüssigkeit ein. Ich friere.

Herr Lentz, höre ich leise, wir machen jetzt einige Spritzen in den Hals zur Betäubung. Schon sehe ich die Spritze und schließe die Augen. Ich fühle den scharfen Schmerz der Nadel und zucke zusammen.

Ist gleich vorbei, sagt er und spritzt, dreht und wendet die Spritze, damit Flüssigkeit überall hinkommt. Ich merke, wie der ganze Bereich taub wird, gefühllos. Ich warte auf die Narkose. Ich liege still. Die Ärzte sprechen miteinander. Ich bin so hochkonzentriert auf das, was passiert, daß ich nicht höre, was sie sagen. Dann fühle ich ein Zupfen am Hals, ein Ziehen und Zerren, höre das Geklapper von Instrumenten. Sie operieren. Sie betäuben nur örtlich, ich bekomme keine Narkose, keine Vollnarkose. Panik erfaßt mich. Ich fühle den Einstich einer Spritze am Oberschenkel, werde ruhiger. Sie arbeiten schweigsam. Dann ein surrendes, anhaltendes Geräusch. Es kommt näher, es hört sich an wie das Geräusch einer laufenden Kreissäge, nur feiner. Es ist eine Säge. Ich höre, wie die Säge arbeitet, das Geräusch wird dumpfer, leiser, sie hat zu tun. Sie sägen den Kehlkopf auf, Kehlkopfspaltung. Ich fühle nichts. Das Geräusch erstirbt. Ich atme plötzlich freier, leichter, ganz fremd. Ich atme nicht mehr durch den Mund, die Luft kommt durch den Hals, der Kehlkopf ist geöffnet. Wieder ein Schmerz im Schenkel, mehr Apathie.

Sehen Sie hier, sagt der Professor wie aus einem anderen Raum, genau wie wir dachten, da, und da, seh'n Sie das? Da müssen wir bestimmt noch mal ran.

Bitte jetzt, will ich sagen, tun sie's doch jetzt, sofort. Es kommt nichts raus, ich kann nicht sprechen. Sie arbeiten weiter, zupfen, ziehen, kein Schmerz. Ich atme plötzlich wieder durch den Mund.

Nadel und Faden, sagt er. Der Faden ist zu dick, der Mann ist doch kein Ochse. Die Schwester lacht.

Sie heben meinen Kopf an und verbinden den Hals, wickeln und wickeln. Ich bin sehr müde. Der Professor ist weg. Sie rollen mich raus, bringen mich in mein Zimmer. Ich schlafe, dämmere, schlafe. Ich wache auf. Es dämmert draußen. Schwester Claudia kommt. Sie dürfen kein Wort sprechen, Herr Lentz, sagt sie, kein Wort. Sie hebt die Hand. Sie legt mir eine Patenttafel aus Plastik auf das Bett. An der Tafel ist ein Kunststoffstift angebunden. Was man sagen will, kann man schreiben. Ich schreibe, ich weiß nicht warum, Hoch die Tassen! Blau erscheint die Schrift. Ich zieh das Innere der Tafel nach oben. Die Schrift verschwindet. Claudia sagt, Ihre Frau hat angerufen, sie kommt nachher.

Ich liege wieder allein, freu mich, ich lebe. Ich liege ruhig und seh auf den mächtigen Baum vor dem Fenster, dessen Äste schon kahl sind. Sie sind schwarz und bewegen sich im Wind. Die Operation ist überstanden. Was meinte der Professor mit «da müssen wir noch mal ran»? Zweifel kommen auf. Was ist überstanden? Dies ist doch keine normale Krankheit, das war vielleicht nur eine Operation von vielen, die noch kommen werden. Warum kommt keiner und sagt mir, was los ist? Ist das ein gutes oder ein schlechtes Zeichen, wenn sich niemand kümmert?

Es klopft. Ich rufe Herein und zucke zusammen. Der Hals schmerzt. Die Tür geht auf. Es ist Astrid. Sie bleibt schüchtern in der Tür stehen, die Augen angstvoll auf mich gerichtet. Ich winke. Sie ist sehr blaß. Sie kommt heran und sieht auf meine Tafel.

Hallo, schreibe ich. Hallo, sagt sie und küßt mich. Sie steht am Bett. Ratlos. Du hast ja gar keine Schläuche und das alles, sagt sie, was haben sie denn gemacht?

Operiert, schreibe ich, ohne Vollnarkose, und zeige auf den Verband.

Sie kramt in ihrer Tasche, nimmt eine Zigarette aus der Packung und zündet sie an. Sie bläst Rauch aus der Nase. Ich wundere mich. Der Professor kommt natürlich beim schönsten Rauchen. Er steht da wie eine Salzsäule, sieht Astrid an. Sie können doch hier nicht rauchen, sagt er, im Krankenzimmer, im Krankenzimmer eines Halsoperierten. Astrid sieht verständnislos auf die Zigarette in ihrer Hand, erschrickt, bemerkt es erst jetzt und wirft die brennende Zigarette in den Spülstein, als ob sie aus Gift wäre, läßt Wasser nachlaufen, wird rot. Der Professor öffnet das Fenster, droht mit dem Finger und sagt, würden Sie uns einen Augenblick allein lassen? Astrid geht.

Bei mir sind alle Muskeln gespannt wie bei großer Gefahr. Ich bin hellwach. Was will er? Er setzt sich auf das Bett. Wer war das denn, fragt er?

Astrid, schreibe ich auf und halt ihm die Tafel hin. Er ist zufrieden.

Also, fängt er an, Herr Lentz, es ist so, wie wir vermutet haben. Die OP ist gut verlaufen, aber, es sieht da drinnen, ja, wie soll ich sagen, nicht ganz so rosig aus.

Wieso, schreibe ich.

Ja, sagt er, da sind so einige Sachen, die mir nicht gefallen. Wir müssen sehen. Wir passen jetzt auf. Wir werden wohl bestrahlen, prophylaktisch zwar, aber immerhin. Mal sehen, was der Radiologe sagt, und Professor Röder natürlich, den kennen Sie ja noch nicht. Ein erfahrener Arzt. Ich gebe Ihnen morgen Bescheid, spätestens übermorgen, ja?

Ja.

Was ist mit Sprechen, schreibe ich noch auf. Oh, ja, Sie werden wieder sprechen können, sagt er und lacht, wohl weil ich so ängstlich aussehe. Sagen wir mal: anders, tiefer, leiser, etwas krächzender. Sagen Sie mal ja.

Ja, sage ich, und höre auf meine Stimme. Es klingt vollkommen fremd.

Sehen Sie, sagt er. Aber nun kein Wort mehr. Werden Sie jetzt erst mal gesund. Er geht.

Wie hat er das denn nun wieder gemeint, gesund?

Nach einer ganzen Weile kommt Astrid zurück. Sie hat bestimmt mit dem Professor gesprochen. Wo war sie denn sonst so lange? Ich schreibe, wo warst du? Ich war Rauchen, sagt sie. Sie lügt bestimmt.

Sie wollen mich bestrahlen, schreib ich auf. Sie nickt, weiß es schon. Ja, ja, sagt sie, prima, was die heute alles machen. Ich geh jetzt los, mein Junge, sagt sie, bis bald.

Es ist dunkel draußen. Ich ziehe an der Schnur mit dem weißen Knopf. Das Licht über meinem Kopf geht flackernd aus. Ich bin froh, daß Astrid weg ist, die Probleme werden kleiner. Klappern auf dem Flur. Wollen Sie noch was, Herr Lentz? Kopfschütteln. Die Tür schließt sich, Ruhe, allein. Schwarze Äste schaukelnd vor dem Fenster, ziehende Wolken, etwas Mond. Vor mir ist weiß meine Decke, etwas dunkler darauf, gefaltet, meine Hände, die nackten Arme, die Uhr. Ich fühle an den Hals, fühle den Verband, stehe auf und seh mich im Spiegel an. Der Verband trennt weiß den Kopf vom Rumpf. Die Augen sind schwarz in dem Spiegel. Ich bin dünner geworden. So schnell? Ich geh ins Bett und träum mich nach Frankreich.

Nach unruhigem Schlaf ist das Wecken eine Erlösung. Ich darf schon aufstehen, pinkeln, mich waschen. Der Hals tut nicht weh, ich kann vorsichtig schlucken. Dankbar gleite ich wieder in das glatte Bett. Ich mache das Licht aus und warte auf die Morgendämmerung. Um sieben Uhr bekomme ich Milchsuppe. Nicht kräftig schlucken, sagt die Schwester, nur so runtergleiten lassen. Um neun Uhr ist Chefvisite. Ein kräftiger, untersetzter Mann erscheint mit weißem Kittel und Krawatte. Er ist schon älter, es ist der Chef. Bei ihm sind zwei Ärzte und Schwestern. Wie geht's uns denn, fragt er? Wieso uns? Ich nicke. Er darf noch nicht sprechen, sagt Claudia. Nicht sprechen, sagt er, noch nicht sprechen. Er streckt eine Hand aus. Claudia reicht ihm eine Karte. Herr Lentz, sagt er im nachhinein und gibt die Karte zurück. Wir wollen ja, daß Sie bald wieder sprechen können, darum, es heilt so schneller. Ich nicke wieder. Er sieht auf meine Bücher. Er erzählt einen medizinischen Witz und lacht dröhnend. Er sieht die anderen an. Nicht mal die Assistenzärzte lachen.

Mittags kommen beide Professoren zu mir, Dahlmann und Röder. Einer setzt sich auf mein Bett, der andere steht. Röder sagt, Herr Lentz, wie Ihnen mein Kollege schon sagte, ist nicht alles Gold, was da glänzt, kurzum, wir wollen bestrahlen. Nach Beratung mit dem Radiologen sind wir zu der Überzeugung gekommen, daß dreißig Bestrahlungen nützlich sein werden. Er zeigt auf meinen Hals. Wir haben bei der Operation Gewebe entnommen, das wir zur histologischen Untersuchung eingeschickt haben. Die Bestätigung ist positiv, Sie wissen, was das heißt? Wenn Sie sich erholt haben und hier entlassen sind, melden Sie sich bitte bei mir in der Poliklinik. Er steht auf.

Ich schreibe hastig, Was für Bestrahlungen?

Kobalt und Elektro, sagt er, in der Radiologie, hier auf dem Gelände. Das erfahren Sie alles dort.

Ich schreibe, Ist das schlimm?

Nein, nein, sagt er, hilft Ihnen doch nur.

Er setzt sich wieder und sagt, nach unseren heutigen Erfahrungen mit Ihrer Krankheit haben sich Operationen, kombiniert mit Bestrahlungen, bestens bewährt. Stahl und Strahl. So haben Sie dic größten Heilungschancen, wir passen jetzt auf. Ich schreibe, Wie sind *meine* Heilungschancen? Er hebt die Hände und läßt sie auf die Schenkel fallen. Wir müssen abwarten, sagt er, etwas Geduld müssen wir schon haben. Zunächst haben wir ja operiert, der Tumor ist weg, und nach den Strahlen sehen wir weiter. Sie geben mir die Hand und gehen. An der Tür dreht sich Dahlmann noch mal um und sagt, bei Ihrer Konstitution werden Sie die Strahlen gut vertragen, soll'n Sie mal sehen, wird schon werden, Herr Lentz. Ich versuche zu lächeln.

Also Bestrahlungen, das kann doch nur bedeuten, daß noch Krebsgewebe da ist, daß es weiterwächst, weiterfrißt, bis wohin? Was können sie dann noch tun? Erst mal bestrahlen, und dann? Wieder ist alles offen, ungewiß, indifferent. Mein Optimismus ist dahin.

Am anderen Morgen werde ich ins Behandlungszimmer geholt. Der Stationsarzt betastet die Wunde.

Wenn Sie mal sehen wollen, sagt er und führt mich zu einem Spiegel. Ich seh die Wunde quer über dem Hals, in Höhe des Kehlkopfs, wulstig, geschwollen noch, blutig, mit schwarzen Fäden, die wie Stacheln darin sitzen. Ich schüttele den Kopf.

Optimal, sagt er, sieht optimal aus, ist später nur wie ein Strich, sehen Sie gar nicht, ist direkt in der Halsfalte, ein Könner, der Mann.

Er nimmt einen Holzspachtel und streicht behutsam helle Salbe auf die Wunde. Er ist jung, keine dreißig, rothaarig mit Sommersprossen, großen Händen, sonst feingliedrig, langhaarig. Er trägt ein weißes Stirnband, weißes T-Shirt, Jeans, Sandalen. Claudia sagt Herr Doktor zu ihm.

Verband nicht zu stramm? fragt er. Ich schüttele den Kopf. Er sieht auf eine Karte in einer Plastikhülle. Sagen Sie mal Fenster, sagt er. Ich räuspere mich und sage Fenster. Es krächzt und tut weh. Prima, sagt er. Ich schleiche in mein Zimmer.

Abends kommt Astrid. Sie spricht über Tagesprobleme, bringt Zeitungen, Bücher. Es kann kein Gespräch entstehen, sie spricht, ich schreibe. Oft ist das, was ich schreibe, während ich es aufschreibe, schon überholt, sinnlos geworden, veraltet. Wenn ich Fragen habe und sie aufschreibe, ist es schon zu spät, ein neues Thema macht sie unverständlich. Astrid spricht, erzählt, wartet nicht. Ich beginne zu schreiben, lösche, fange wieder an, lösche wieder. Mir gelingt es nicht, sie zu unterbrechen, ich gebe auf, höre nur zu, werde nervös. Es ist anstrengend, nicht sprechen, sich nicht schnell mitteilen zu können, alles läuft an einem vorbei.

Astrid sagt, Deine Mutter will dich besuchen, deine Schwester hat doch gesagt, was los ist. Sie will morgen kommen.

Ich weiß, daß es sinnlos ist abzusagen, sie würde trotzdem kommen, vielleicht beleidigt sein, es nicht verstehen. Sie ist fünfundsiebzig Jahre alt. Irgendwie wollte ich es vor ihr verheimlichen, ihr später die Wahrheit sagen, jedenfalls nicht hier im Krankenhaus, erst dann, wenn alles schon besser ist. Ich fürchte mich vor ihrer Anteilnahme, ihrem Mitgefühl, habe Angst, schwach zu werden, nachzugeben, bei ihr Schutz zu suchen. Sie ist stark.

Komm bitte mit, schreib ich für Astrid auf. Sie lacht und schreibt Feigling auf meine Tafel.

Plüschi bringt eine Scheibe Gänseleberpastete und eine Flasche Bordeaux. Ich esse langsam und trink mit ihm den Wein. Er sagt wenig, es ist gemütlich. Die Herbstsonne scheint ins Fenster.

Später schlaf ich ein. Die Schwester kommt mit einem Stück Marmorkuchen und Kaffee. Ich bin müde.

Meine Mutter kommt. Hinter ihr meine Schwester und Astrid. Ich richte mich im Bett auf. Bleib liegen, sagt sie, bleib bloß liegen. Unruhe entsteht, es dauert lange, bis sie sitzen. Meine Mutter hat rote Flecken am Hals. Sie haben sich auf dem Flur abgesprochen, die Marschroute festgelegt. Sie geben sich ungezwungen, nicht lustig, nicht laut, aber optimistisch.

Was machst du denn für Sachen, sagt meine Mutter und legt ihre Hand auf meine, ich hab schon alles erzählt, sagt Astrid. Ich will schreiben. Nein, nein, sagt sie und hält meine Hand fest, laß uns jetzt mal reden, sei du mal ruhig. Sie bleiben eine Stunde. Ich bin erschöpft.

Montag werden die Fäden gezogen. Ich sitze im Behandlungsstuhl. Der rothaarige Doktor kommt, drückt meinen Kopf leicht nach hinten, sieht prüfend auf den Hals. Er nimmt Pinzette und Schere. Tut nicht weh, sagt er und arbeitet ruhig wie immer. Gaze, Pflaster, fertig. Am anderen Tag zieht er mit einer Spritze, die er seitlich in die Narbe führt, Flüssigkeit aus der Narbe ab. Heilt gut ab, sagt er, meinetwegen können Sie morgen nach Hause. Was heißt seinetwegen? Die Heilung ist abgeschlossen, sagt er. Alles andere... er zuckt mit den Schultern. Seine Arbeit ist erledigt.

Professor Röder entläßt mich tatsächlich am anderen Tag. Sie können erst mal nach Hause, sagt er, wir sehen uns dann am Dienstag in der Poliklinik, und ab heute nicht mehr rasieren, die Haut muß Ruhe haben.

Soll ich sprechen? schreibe ich auf.

Ach so, ja, sagt er, natürlich, so gut Sie können, ja, wenig und so laut, wie es geht. Nach den Strahlen kommen Sie dann zum Logopäden, Taschenfaltenstimme.

Ich werde gewogen. Fünf Kilo abgenommen. Wenig, sagt Claudia.

Am anderen Morgen pack ich mein Köfferchen, werf noch einen Blick auf den Baum vor dem Fenster und bleibe kurz in der Dunkelheit zwischen den Doppeltüren stehen. Ich verabschiede mich von den Schwestern und gebe die Tafel mit dem Stift ab.

Wiedersehen, sage ich krächzend und heiser. War's denn so schön hier, sagt Claudia und lacht. Bei Ihnen ja, sage ich. So, so, sagt sie, machen Sie's gut, und ich will Sie hier nicht wieder sehen, nie mehr, hören Sie? Ja! Ab trimo!

Ich bin draußen. Ich seh zurück. Hinter mir liegt das backsteinerne, tote Bettenhaus wie jeden Tag. Es ist kalt. Ich wickele meinen Schal fester um den Hals und gehe zur S-Bahn. Ich lebe. Niemand sieht mich komisch an. Zu Hause bin ich allein. Ich geh am Fluß spazieren. Was bringen die Strahlen? Die Ärzte haben gesagt, sie passen jetzt auf. Hoffentlich.

Die Tage bis Dienstag verlaufen in Unruhe.

Alles wunderbar verheilt, sagt Professor Röder am Dienstag, gratuliere, richtig gut. Ich bin stolz. Ja? sage ich. Ganz toll, sagt er. Wir haben Sie schon in der Radiologie angemeldet. Er drückt mir den Lageplan der Häuser in die Hand. Da, sagt er, wo das rote Kreuz ist, finden Sie die Radiologie, Professor Fabian, melden Sie sich bei Frau Brück.

Ich zieh ab, finde den Weg, gehe nach den Wegweisern an den Kreuzungen und stehe vor dem Gebäude.

Strahlentherapie, sagt der Pförtner, Professor Fabian, die Treppen nach unten und dann links.

Die Radiologie liegt unter der Erde. Neunzehn Stufen tief, dann Glastüren, ein langer gebohnerter Flur, ich bin da. Ich stehe vor einer Glaskabine. Eine Dame mit dicker Hornbrille sieht mich an, schiebt eine Scheibe zurück und sagt, Bitte? Lentz, sage ich, ich möchte zu Frau Brück. Das bin ich, sagt sie. Sie sind angemeldet. Bitte draußen Platz nehmen, der Professor sieht Sie dann an. Kann allerdings etwas dauern, ist ja wieder wie in 'ner Judenschule.

Draußen ist ein vom Flur abgeteiltes Viereck mit Stahlstühlen, einem Waschbecken, einem Stahltisch mit alten Zeitschriften darauf. Klinische Sauberkeit überall, sparsame, praktische Einrichtung. Die zerlesenen Zeitschriften passen nicht dazu. Es sitzen Leute da. Wegen meiner Stimme sage ich nichts und setze mich auf einen Stuhl an der Wand. Mir gegenüber sitzt ein Mann mit weißgepudertem Gesicht. Rote Farbstreifen laufen beiderseits vom Haaransatz herunter bis zum Hals und quer dazu vom Ohr bis zum Kinn. Die untere Gesichtshälfte ist in Felder aufgeteilt. Niemand liest von den Leuten, alle brüten vor sich hin, keiner spricht. Frau Brück kommt auf hohen Holzsandaletten angeklappert, geht zu dem Indianer und fragt, Seit wann sind Sie denn bestrahlt, Herr Böhling, Ihre Akte ist wohl noch unten. Das erste Mal am 28. September, sagt er. Ich erschrecke, er spricht wie ich. Daß er das noch so genau weiß, wundere ich mich. Heute ist der 15. November. Dauert das so lange? Sie haben von unten angerufen sagt Frau Brück, das war heute das letzte Mal. Er nickt und strahlt. Er sieht furchtbar aus mit dem bemalten Gesicht. Die Zähne wirken ganz gelb in dem weißen Rund. Er freut sich diebisch über irgend etwas, sieht glücklich aus, reibt sich die Hände. Der Professor sieht Sie gleich noch an, sagt sie und eilt davon. Er springt auf und verschwindet zur Toilette. Als er wiederkommt, dröhnt es aus einem Lautsprecher, Herr Böhling, Kabine drei. Er stutzt und geht zögernd in die Kabine. Nach fünf Minuten kommt er raus, hat es eilig, reißt seine Mütze vom

Haken und rennt dem Ausgang zu. Er hat sich von niemandem verabschiedet, hat nicht auf Wiedersehen gesagt.

Eine Frau humpelt nach ihrem Aufruf in Kabine vier. Ich warte inzwischen eine Stunde. Auf dem Flur rollen Pfleger Betten mit Kranken zum Fahrstuhl und verschwinden nach unten. Was ist da unten? Was heißt es, wenn Frau Brück ständig von da unten spricht?

Um die Ecke kommt ein zirka neunzehnjähriger Junge an der Hand einer Frau. Er geht tapsig, vorsichtig. Er hält eine Hand schützend vor sich ausgestreckt. Die Frau führt ihn zu der Stuhlreihe, auf der auch ich sitze. Halt, sagt sie neben mir. Der Junge bleibt stehen. Sie dirigiert ihn nun behutsam rückwärts, bis er mit den Kniekehlen an den Stuhlsitz stößt. So, sagt sie, jetzt setz dich, und drückt ihn sanft nach hinten. Er sitzt direkt neben mir. Er ist blind. Er ist noch nicht lange blind. Auf seiner Stirn sind über den Augen an beiden Seiten rote, wulstige Streifen zu sehen, Narben, wie ich sie am Hals habe.

Das lernst du alles noch, sagt die Frau, das ist später dann ganz normal. Man muß sich ja wundern, was die alles können, ohne zu sehen: lesen, auf Schreibmaschinen schreiben, Sport treiben, mit dem Bus fahren, sich im Verkehr bewegen und so weiter und so fort.

Ja, sagt er, nur sehen nicht.

Nun ja, sagt sie, du hast doch den großen Vorteil, daß du bis zur Operation sehen konntest, du warst ja nicht immer so. Sieh mal, sagt sie, wenn ich dir sage, wir stehen vor einer großen, blühenden Wiese und dahinter ist ein Buchenwald, dann kannst du es dir doch vorstellen, innerlich, meine ich, vor deinem geistigen Auge, du hast es irgendwann schon mal gesehen, weißt, wie so was aussieht. Das ist auch was wert.

Ja, sagt er.

Du weißt doch, fährt sie fort, wie die Schiffe im Hafen aussehen, und das bunte Treiben kann man sich dazu denken.

Ja, sicher, sagt er, aber es ist alles so dunkel, und Licht sieht immer anders aus, es verändern sich doch auch Dinge im Laufe der Zeit, werden anders. Ich kann nicht mehr Fußballspielen, nicht mal mehr zusehen, kein Kino mehr.

Das kann man alles hören, sagt sie, im Radio sind Reportagen, Hörspiele.

Und Mädchen? sagt er.

Sie ist einen Augenblick still. Ich sitze die ganze Zeit wie erstarrt auf meinem Platz.

Wir müssen erst mal sehen, wie diese Bestrahlungen helfen, sagt sie, und dann sprechen wir über Mädchen. Erst mal mußt du jetzt leben.

Der Junge weint.

Gott, Junge, sagt sie und holt tief Luft, ich bin doch immer für dich da, das weißt du doch, alle Tage.

Er nickt.

Frau Brück kommt und sagt, kommen Sie bitte beide mit. Sie führen ihn in eine Kabine. Ich sehne mich nach einer Zigarette. Die waren doch noch gar nicht dran, sagt eine ältere Dame. Nach zwei Stunden werde ich aufgerufen. Ich gehe in eine ein mal ein Meter große Kabine mit einem Spiegel, einem Holzbrett, das man runterklappen kann, und einer zweiten Tür, die der anderen gegenüberliegt. Ich klappe das Holzbrett runter und setze mich. Die Tür vor mir wird schwungvoll aufgerissen und ein sechzigjähriger Mann mit Brille kommt mit ausgestreckter Hand auf mich zu. Fabian, sagt er, guten Tag, Herr Lentz, kommen Sie rein. Er schlägt einen Schnellhefter auf und liest darin. Er bietet mir einen Platz an, setzt sich hinter seinen Schreibtisch und fragt, Wie geht's?

Das möchte ich eigentlich von Ihnen wissen, krächze ich.

Er lächelt. Ich bin Radiologe, sagt er, Bestrahlungsfachmann, Spezialist. Sie kommen doch zum Bestrahlen zu mir, oder? Sprechen tun Sie gut. Wir wollen dreißig Bestrahlungen machen gegen unseren schlimmen Feind, fünfzehn Kobalt, fünfzehn Elektro. Wir bereiten alles vor, morgen geht's los. Er gibt mir die Hand, sieht noch mal kurz auf meinen Hals mit der Narbe und lacht mich zur Tür hinaus.

Herr Lentz, zum Röntgen, erster Stock, Warteraum drei. Ich sitze dort fast zwei Stunden. Röntgen, wieder zu Frau Brück. Melden Sie sich bitte in Zimmer Nummer fünf bei Dr. Rolf. Warten, eine Stunde. Dr. Rolf, Assistenzarzt, nett, sympathisch, betastet die Narbe, schreibt was in ein Buch. Ich stell Sie morgen ein, sagt er. Als was, sage ich. Er lacht. Wir nennen das so, sagt er, wir müssen die Bestrahlungsfelder einstellen. Sie sehen das morgen schon da unten. Was haben denn die Röntgenaufnahmen ergeben, frage ich. Die brauchen wir, sagt er.

Ich gehe nach Hause. Der Professor hat recht gehabt, sie bereiten alles vor. Sie erklären einem nur nicht, was sie alles vorbereiten und was es bezweckt, wie es helfen kann und was für Risiken dabei sind. Sie haben viel zu tun. Sie haben es schrecklich eilig. Fragen sind für sie ein Greuel, lästig. Warten mit Angst ist hier angesagt.

Was war denn mit der Lunge, fragt Astrid? Ich weiß es nicht, sage ich. Sie haben nichts gesagt, ich weiß auch nicht, ob Metastasen da sind, irgendwo, sie sagen einem nichts, vielleicht wissen sie es auch nicht, noch nicht. Sie bestrahlen ja wohl nicht umsonst. Aber fragst du denn nicht, sagt sie. Doch, aber sie weichen aus. Wir müssen sehen. Wir bestrahlen erst mal, wir tun das, was nötig ist, sagen sie. Hmm, sagt sie.

Am nächsten Morgen bin ich um zehn Uhr wieder bei Frau Brück. Sie können schon nach unten gehen, sagt sie, Warteraum drei, hier die Treppe runter, durch die Flügeltür, geradeaus, und dann ganz am Ende des Raumes. Dort eintragen bitte.

Nun komme ich also nach unten. Ich gehe gelassen die Treppe hinunter. Es sind noch mal dreizehn Stufen. Ich komme in eine Halle, die durch Holzwände unterteilt ist. Die Warteräume eins, zwei, drei. Hier ist es stickig, bedrückend. Es riecht nicht gut. Viele Leute sitzen schweigsam rum, manche halten sich an den Händen. Ehepaare? Betten mit Kranken stehen in Schlangen vor großen Metalltüren. Es ist sehr warm. Einige Patienten sind weiß gepudert. Sie haben, wie der Mann oben, rote Felder im Gesicht. Alle sitzen so starr. Einige tragen Hüte oder Mützen trotz der Wärme. Sie haben keine Augenbrauen mehr. Ich weiß jetzt, warum sie Kopfbedeckungen tragen, sie haben keine Haare mehr. Alte, Junge, Kinder. Ich schreibe meinen Namen in ein

Heft. Leonhard Lentz steht jetzt unter Irmgard Schrick. Es ertönt ein lautes Hupen und dann eine klare Stimme, die die Patienten aufruft. Herr Becker, Kabine eins. Beim Tuten sehen alle gespannt hoch und lauschen. Ich auch. Ist man dran? Mit quietschenden Rollen schiebt ein Pfleger ein Bett heran. Es hält neben mir. Ich sitze auf einem Stuhl am Gang. Ich will nicht hochschauen, tue es doch. Im Bett liegt ein weißgepudertes junges Mädchen mit ganz frischen knallroten Strichen im Gesicht. Sie hat einen Plastikschlauch in der Nase. Sie sieht vollkommen kaputt aus und hat die Augen geschlossen. Die Haare hat man ihr mit einer Schere so kurz gestutzt, wie es geht. Durch die kurzen Stoppeln schimmern rote Striche, Bestrahlungsfelder. Ihre Arme liegen auf der Decke, sind dünn, fahl, die Hände schmal, die Finger zart, zerbrechlich. Die Hände liegen andersherum, mit den Handflächen nach oben auf der Bettdecke. Sie hat sich aufgegeben. Sie liegt eine Stunde neben mir. Dann die Hupe. Als sie ihren Namen hört, öffnet sie die Augen, sieht mich an. Ich will lächeln und flüstere guten Tag. Sie lächelt und sagt Tag. Eine Eisentür öffnet sich, sie wird hineingeschoben. Nach einer Weile kommt der Pfleger allein zurück, geht zur Toilette.

Ich warte weiter. Panik erfaßt mich, ich schwitze, presse die Hände gegeneinander. Niemand spricht, man beobachtet sich gegenseitig. Was hat der oder die. Ich steh auf, gehe hin und her, setze mich wieder. Was kommt auf mich zu? Ich weiß nichts. Wie unwichtig ist bloß alles andere geworden, Beruf, Geld, Freizeit, Familie, Urlaub, alles weit weg, hier spielt die Musik. Warum weiß man das alles vorher nicht? Nur ruhig in einem Garten sitzen und Wein trinken können, welch großer Luxus. So einfach ist das. Ich bin nun zwei Stunden hier. Frau Schrick, die Dame vor mir, war längst dran, hat man mich vergessen? Soll ich mal fragen? Aber man sieht ja niemanden, nur immer diese Stimme aus dem Lautsprecher ist zu hören. Was muß man eigentlich nach den Bestrahlungen tun? Darf ich essen, trinken, gehen? Was verdammt noch mal soll ich tun? Warum sagt einem keiner was? Helfen die Strahlen, was machen sie kaputt? Die sehen doch nicht umsonst alle so aus.

Zweieinhalb Stunden. Endlich die Hupe, Herr Lentz, Kabine drei. Ich springe auf. Die Kabine ist innen wie die oben. Die Tür geht auf, Herr Lentz, bitte freimachen. Ich habe nur einen blonden Kopf gesehen. Soll ich alles ausziehen? Ich zieh alles aus bis auf die Unterhose, klappe das Brett runter und setz mich hin. Ich steh wieder auf, seh in den Spiegel. Die rote Narbe, ein fünf Tage alter Bart, blaß. Ich öffne die Tür einen Spalt, seh hindurch. Ich reiß die Tür wieder zu. Eine Frau mit nacktem Oberkörper kommt auf mich zu. Sie hat nur eine Brust. Die andere Brust sind Narben, darum ein rotes Feld. Ich höre die Tür der Kabine neben mir klappen. Ich sitze wieder. Ich höre Stimmen, geschäftiges Hin- und Herlaufen, Holzsandalen auf Steinboden. Meine Kabine ist eng, riecht nach Schweiß, ein Kamm liegt auf dem Fußboden. Die Tür geht auf. Eine blonde Dame sieht mich erstaunt an. Die Hosen hätten Sie anbehalten können, sagt sie, nur oben freimachen, Herr Lentz. Ich zieh meine Hose wieder an, schlüpfe mit bloßen Füßen in die Schuhe. Ich bin Fräulein Schlichting, sagt sie und faßt mich an den Oberarm, MTA. Kommen Sie bitte mit mir. Ich gehe hinter ihr her, durch eine große Öffnung in einer Wand, einen kleinen Flur entlang, und komme in einen Raum, wo die Maschine steht, die Strahlenbombe. Sie steht links von mir, grau, mit einem Licht in der Mitte. Das Gerät, wie es dort genannt wird. Es ist groß, lebt irgendwie, unheimlich. Bitte, sagt Fräulein Schlichting, nehmen Sie hier auf dem Stuhl Platz, der Doktor kommt gleich. Ich setze mich auf den Drehstuhl. Warten. Dr. Rolf kommt, begrüßt mich, legt mir seine warme Hand auf die Schulter. Hat lange gedauert, nicht, sagt er, ist immer so beim erstenmal, nur bei Neueinstellung. Also, sagt er und hebt meinen Kopf mit beiden Händen etwas an.

Tut das weh, frage ich? Ach wo, sagt er, überhaupt nicht. Ich muß das wissen, sage ich, weil ich mich darauf einstellen will. Klar, sagt er, tut nicht weh.

Er macht Fotos mit einer Polaroidkamera von meinem Kopf. Tollen Bart haben Sie, sagt er, kräftiger Bartwuchs ist ein Zeichen von Männlichkeit. Na, sagt er, dann wollen wir Sie mal rasieren. Was soll das denn wieder heißen?

Er schiebt mich hin und her, sieht auf eine Zeichnung, schiebt, dreht den Stuhl, hebt das Kinn, drückt auf den Kopf, bewegt das Gerät, stellt mich ein. Die Damen sehen zu. Der Professor kommt, gibt mir die Hand, wirft einen Blick auf mich, geht kurz in die Hocke und sagt, Gut so. Er geht. Nun mal ganz still sitzen bleiben, sagt der Doktor, absolut still. Fräulein Schlichting kommt mit einem Topf und einem Pinsel in der Hand. Licht fällt plötzlich auf mich. Ich sitze erstarrt. Sie taucht den Pinsel ein und sagt, Wir müssen Sie etwas anmalen, Herr

Lentz, damit wir immer wissen, wo wir Sie bestrahlen müssen. Sie streicht an beiden Wangen bis zum Kinn entlang, macht vorne ein Kreuz, fährt zum Hals hinunter und quer über die Brust. Fertig. Es riecht streng nach Farbe. Es ist ein Bestrahlungsfeld entstanden. Ich bin gezeichnet, wie meine Kollegen draußen. Herr Lentz, sagt sie, es geht los, so still sitzen bleiben, bis ich von draußen über den Lautsprecher fertig rufe. Ich kann Sie auf einem Bildschirm beobachten. Es dauert nur zwei Minuten. Alle gehen raus. Zischend schließt sich hinter ihnen eine Tür.

Ich bin auf dem Stuhl allein im Raum. Ich sitze still, unbeweglich. Es tut sich nichts. Dann ein Klicken, ein metallisches, scharfes Geräusch, und nun kommt die Maschine angeglitten, fährt auf mich zu, hält seitlich von mir. Aus den Augenwinkeln seh ich, daß sich etwas dreht, einschnappt, und dann höre ich ein leises, surrendes, gleichbleibendes Geräusch. Ich sitze unbeweglich. Die Muskeln tun weh. Wie lange sind zwei Minuten? Der Kopf juckt. Auf der Haut spüre ich ein sanftes Prikkeln an Wange und Hals. Ich beginne zu zählen. Langsam, eins, zwei, drei... Ich denke an nichts, nur ans Zählen. Ich bin schon bei hundertsechzig. Ich beginne zu zittern, mein Fuß tanzt. Da, wieder das Klicken, das Geräusch erstirbt, ein Schnappen, Surren, das Gerät rollt sachte zurück, klinkt sich hinten ein. Ich sitze immer noch. Endlich die Stimme aus dem Lautsprecher, Fertig, Herr Lentz. Ich entspanne mich. Die Tür öffnet sich zischend. Fräulein Schlichting erscheint. Ich sehe sie das erste Mal richtig. Sie ist hübsch.

Fertig, Herr Lentz, sagt sie freundlich, morgen um

vierzehn Uhr. Sie gibt mir ein Rezept. Desitinpuder. Nicht waschen innerhalb der Felder, nicht rasieren, alle Reizungen der Haut vermeiden, mit dem Desitinpuder innerhalb der Felder pudern, fleißig pudern, je mehr, desto besser. Sie werden Schluckbeschwerden bekommen, weil die Schleimhäute verletzt werden. Die Strahlungen werden zirka sechs Wochen dauern, jeden Tag, außer Samstag/Sonntag. Machen Sie's gut, bis morgen. Endlich etwas Information.

Ich bin erledigt. Heute ist der 15. November. Dann bin ich bis Neujahr hier, fast täglich. Ich will noch was fragen, sie ist schon weg. Herr Menn, bitte Kabine fünf, tönt es wieder über Lautsprecher. Als ich zu meiner Kabine gehe, geht vor mir ein älterer Mann. Er hat zwei große, rote Felder auf der Haut, dort, wo die Nieren sind. Als er seine Kabinentür zuzieht, sieht er mich erschrocken an. Ich sehe in den Spiegel und weiß, warum. Die roten Streifen sind wie eine Kriegsbemalung. Ich habe keinen Schal, um sie zu verbergen. Ich zieh mich hastig an. Als ich rauskomme, sehen alle zu mir hin und schlagen dann die Augen nieder. Das Mädchen von vorhin wartet in ihrem Bett vor einem Fahrstuhl. Sie blickt traurig hinter mir her.

Draußen scheint die Sonne. Es ist kalt. Die Sonne steht flach am Himmel, scheint milchig durch den Dunst, wärmt wenig. Ich bin froh, dort raus zu sein. Leute gehen vorbei, beachten mich nicht. Die Pförtner grüßen. Ich gehe zum Auto, steige ein, drück die Knöpfe an den Türen runter, verstelle den Rückspiegel und betrachte mich. Ich fühl mich allein, allein gelassen.

Haben die Menschen denn Angst, einem beizustehen? Ich brauch sie doch jetzt. Sie wissen natürlich nicht, wie das ist da unten, wie das ist, die erste Bestrahlung. Aber wo sind sie alle? Die Ärzte, die Schwestern, wo ist Astrid, meine Mutter, mein Bruder, meine Schwester, die Freunde? Wo sind sie alle? Warum tun sie nichts? Warum helfen sie nicht? Warum holt mich hier keiner ab?

Sie haben noch mehr Angst als ich. Sie haben Angst vor dem Gespräch mit mir, Scheu vor dieser Krankheit Krebs. Krebs, ein Wort, das tabu ist, keiner spricht es aus, auch die Kranken nicht. Wem nützen die Umschreibungen? Eine tückische Krankheit, unser schlimmer Feind; er starb nach langem Leiden, nach tapfer ertragenem Leiden; die Geißel der Menschheit.

Vielleicht haben sie alle Angst, daß ihre eigene Ruhe dahin ist, ihr Schlaf schlechter wird. Verdrängen sie deshalb alles, hoffen auf bessere Zeiten, verstecken sich? Oder ist es zuviel Mitleid, geht es über ihre Kraft? Fehlt ihnen Phantasie, oder haben sie zuviel? Zu viele Fragen, ich weiß es nicht.

Ich fahr los. Auf der Osdorfer Landstraße verkauft ein Händler Blumen am Straßenrand. Ich fahre in die nächste Parklücke und geh das Stück zurück. Es sind schöne Blumen, Gladiolen, Astern. Vor mir steht ein Ehepaar im mittleren Alter. Die Frau kauft. Ihr Mann sieht verstohlen immer wieder zu mir hin. Ich bin dran. Ich will einen Strauß Astern. Der Händler versteht mich nicht, hat Angst vor mir. Ich wiederhole die Bestellung, zeige auf die Blumen. Ach so, sagt er und wickelt die Blumen ein. Der Mann und die Frau stehen etwas abseits. Er beobachtet mich. Der Händler nimmt mein Geld, muß rausgeben.

Hast du den da gesehen, sagt der Mann zu seiner Frau leise und zeigt auf mich. Ja, sagt die Frau, der sieht komisch aus. Er beginnt zu flüstern. Ich kann ihn nun noch besser verstehen. Der hat was Schlimmes, sagt er, du weißt schon, Krebs, die roten Streifen, das ist wegen der Bestrahlungen, hatte Kuddl doch auch. Der ist bald hops, und dann noch am Kopf.

Furchtbar, sagt die Frau.

Ihr Wechselgeld, höre ich den Händler sagen. Ich nehm die Blumen und das Geld und fahr nach Haus. Ich stelle die Blumen in eine Vase. Ich muß an Astrid denken, die noch arbeitet. Es muß ihr schlechtgehen, sie ist so hilflos, muß zusehen, hoffen, kann nichts tun. Ich will nett zu ihr sein, optimistisch, darf mich nicht gehenlassen, muß abwiegeln, Kerl sein.

Ich schreibe einen Zettel für sie, nehme einen Schal und geh in eine fremde Kneipe. Ich setze mich ganz hinten an einen freien Tisch. Der Wirt kommt, wundert sich kurz und nimmt meine Bestellung auf. Ein großes Pils. Es ist siebzehn Uhr, schon dunkel draußen. Die Kneipe belebt sich. Ich sitze gut, weit vom Schuß. Ich trinke. Der Wirt wird aufmerksam, schaut manchmal zu mir herüber. Ich gebe ihm ein Zeichen mit dem Finger, tippe an mein leeres Glas. Er winkt, kommt, holt mein Glas und füllt es. Er fragt nicht, ich bin ihm dankbar. Ich trinke fünf Halbe. Die Angst verschwindet, versinkt. Ich denke an schönere Zeiten, Vergangenheit, Zukunft. Astrid kommt, schaut sich suchend um, sieht mich in der Ecke und kommt rasch an den Tisch.

Wie war's, fragt sie und setzt sich. Ganz normal, sage ich, nicht schön, habe lange gewartet, aber es tut nicht weh, man hat keine Schmerzen. Ich muß morgen wieder hin. Trink nicht so schnell, sagt sie bittend. Als wir gehen, bin ich betrunken. Sie sieht betroffen aus, als ich zu Hause den Schal abnehme, hält sich die Hand vor den Mund. Ist nur Farbe, sage ich und geh ins Bad. Ich benutze den Puder, streue ihn in die Felder und klopfe ihn fest. Der Bart wird überall weiß. In den Haaren sind die roten Streifen. Ich lache. Gelblich stehen die Zähne im Gesicht. Ich geh zu Bett.

Am anderen Tag bin ich um vierzehn Uhr wieder unten. Wieder warten, Kabine, Bestrahlung, zählen, Fertig, Herr Lentz.

Nach einer Woche fragt Fräulein Schlichting, wie fühlen Sie sich denn, Herr Lentz? Gut, sage ich, hoffentlich hilft's.

Sie macht eine Grimasse. Nach unserem Info-Bogen leben, sagt sie, dann schaffen sie's schon.

Info-Bogen? Was für'n Info-Bogen?

Sie sieht mich an. Das Informationsblatt der Strahlentherapie, sagt sie. Kenn ich nicht. Sie holt eins. Bekommt doch jeder bei uns ganz selbstverständlich, Herr Lentz, Sie auch. Sie gibt's mir, bis morgen, vierzehn Uhr.

Was lese ich? Nach den Strahlen unbedingt ruhen, keinen Alkohol, leicht essen, Steaks, Vitamine, keine Sonne, viel frische Luft. Überhaupt das ganze Leben auf die Strahlen einstellen, nicht dagegen angehen, früh ins Bett. Was tu ich? Sitz jeden Tag nach den Strahlen in der Kneipe und schlucke. Ich geh trotzdem weiter in die

Kneipe. Die roten Streifen werden jeden dritten Tag erneuert. Ich pudere fleißig, fühle mich schlapp. Schluckbeschwerden stellen sich ein, wie bei einer Mandelentzündung. Nachts werde ich oft wach, muß Wasser trinken, der Hals ist trocken. Ich lese nun während der Wartezeit, sehe kaum auf, renne in die Kabine, Bestrahlung und weg.

Mitte Dezember fallen die Barthaare aus. Beim Pudern habe ich plötzlich die Hand voller Haare. Ich erschrecke. Nein, Herr Lentz, die kommen nicht wieder. Ganze Büschel kann ich rausziehen. Sie gehen nicht alle auf einmal aus, ich bin scheckig, wie räudig. Dann sind sie alle weg. Die Haut ist jetzt glatt, glatt wie Frauenhaut, zum Streicheln. Nur darüber, außerhalb des Feldes, bis zu den roten Streifen, steht noch ein fingerbreiter Streifen Barthaar. Wie hatte Dr. Rolf beim Einstellen gesagt, dann wollen wir Sie mal rasieren. So war das also gemeint.

Am 20. Dezember kommt eine andere Bestrahlung. Es kommt eine neue MTA, ein neuer Raum, ein anderes Gerät. Dr. Rolf setzt mir einen Metallkasten ins Genick, drückt und stellt wieder ein. Rote Streifen um den Kasten herum. Nicht erschrecken, sagt die neue MTA, diese sind viel lauter. Sie schiebt den Kasten in das Gerät, führt es zum Nacken. Fest gegendrücken, sagt sie, nicht bewegen. Sie geht raus, Tür zu. Ich erschrecke doch, es dröhnt los. Zwei Minuten Krach und Stillsitzen. Ein riesiger Zeiger an der Wand bewegt sich langsam nach rechts, schlägt an, das Gerät hört auf, das Geräusch erstirbt, fertig, Herr Lentz.

Zwei Tage später rötet sich an Hals und Wangen die

Haut wie Brand, platzt am Hals auf, näßt. Nicht mehr pudern, Herr Lentz, mit Babyöl behandeln.

Es ist Weihnachten, vier Tage Ruhe, ein schönes Geschenk. Die Haare gehen im Nacken aus. Der Haaransatz verschwindet. Noch drei Bestrahlungen. Der Nakken wird steif. Ich kann keinen Schal mehr umhaben. Der fest gewordene Puder löst sich mit dem Öl, blättert in Schichten ab. Ich habe Sehnsucht nach Waschen. Die roten Streifen verschwinden langsam, sind nur noch im Nacken zu sehen. Ich glänze wie eine Speckschwarte von dem Öl. Noch ein Tag. Heute höre ich zum letztenmal, Morgen um vierzehn Uhr, Herr Lentz.

Das Aufwachen ist das Glück. Der letzte Strahlentag. Schluß heute, sagt die neue MTA, das letzte Mal, Herr Lentz. Ich setze mich in den Stuhl. Als das Dröhnen vergeht, sacke ich zusammen. Es ist geschafft, ich bin durch. Gratuliere, sagt die MTA und gibt mir die Hand. Sie haben durchgehalten, sagt sie, viele müssen abbrechen, schaffen's nicht, müssen abgesetzt werden. Ein Segen für Sie, Herr Lentz. Melden Sie sich oben bei Frau Brück, der Professor will Sie sehen. Ich zieh mich an, dreh mich in der Kabine um mich selbst, nehme mein Buch und haste durch die Wartenden die Treppe nach oben.

Prima, Herr Lentz, sagt Frau Brück, fertig, nehmen Sie noch einen Augenblick draußen Platz, der Professor schaut Sie noch mal an. Ich sitze und warte, lächle glücklich vor mich hin, albern, ganz wie vor sechs Wochen der Mann, der hier saß, als ich kam. Die Dumpfheit ist weg, ich will raus, nach draußen und nie wiederkommen. Ich warte geduldig, sitze aber wie auf Kohlen.

Endlich. Herr Lentz, Kabine drei. Der Professor erscheint wieder mit viel Schwung, setzt mich auf einen Stuhl, sich selbst auf einen Hocker und sieht Hals und Nacken jetzt sehr genau an. Er betastet sanft, späht intensiv. Schließlich setzt er sich hinter seinen Schreibtisch und schreibt mit seinem Füller in meine Akte. Dabei nickt er. Tadellos, Herr Lentz, sagt er, ganz tadellos, einwandfrei. Die ganze Halspartie brennt wie Feuer. Ich sage es ihm. Natürlich, sagt er, wäre ja schlimm, wenn's anders wäre, das soll so sein, sind ja Strahlen, brennen wie Feuer, brennen alles weg. Nun gehen Sie mal nach Hause, wir sind sehr zufrieden mit Ihnen, ruhen Sie sich aus, und am 15. Januar kommen Sie wieder zu mir. Alles Gute, Schulterklopfen, danke, Wiedersehen.

Ich renn raus, den Flur entlang. Ich blicke mich nicht um, springe die Treppen hoch, den Schal in der Hand, an der Pförtnerloge vorbei, und bin endlich draußen, der Radiologie entflohen. Draußen schneit es. Dicke, nasse Flocken fallen herunter. Ich öffne den Mantel, reiß das Hemd am Hals bis zur Brust auf und gehe im Schnee zur nächsten U-Bahn-Station.

Es ist Freitag, einen Tag vor Sylvester. Wir sind eingeladen. Ich fühle mich befreit, freue mich auf Astrid, Freunde, auf die Feier hoch über der Elbe in Blankenese, auf Essen und Trinken.

Nachmittags fühle ich ein schmerzhaftes Ziehen am Hals und sehe eine rote Stelle. Abends ist die Stelle geschwollen, kirschgroß, empfindlich. Sie schmerzt jetzt ohne Berührung. Ich gehe früh zu Bett. Nachts wach ich auf, habe Schmerzen am Hals und renn zum Spiegel. Die Stelle ist dicker geworden. Schlaftablette. Am anderen Morgen ist alles noch dicker, mit großem rotem Hof. Eine Entzündung? Oder was sonst? Das kann doch nicht so schnell gehen. Abends ist die Stelle dick wie ein Ei. Ich muß den Hals steif halten, etwas schräg nach rechts. Ich winde einen Seidenschal um den Hals, und wir gehen trotzdem zur Feier. Es pocht und pocht. Pochen denn Tumore? Was soll ich tun? Ich trinke Bier, Schnaps, Wein, alles. Die Feier ist groß und laut. Keiner versteht mich mit meiner Stimme. Ab und zu gehe ich zur Toilette vor den Spiegel und betrachte das Ei am Hals. Es ist zwölf Uhr. Es beginnt mit Knallerei und Feuerwerk. Raketen steigen in den Himmel, platzen und verlöschen. Die Elbe ist illuminiert. Ich bleibe noch auf dem Balkon stehen und warte, bis es ruhiger wird. Der Mond scheint. Ich schaue von oben auf den Fluß, der nun silbrig glänzt. Polonaise. Ich tanze aus der Reihe, hole meinen Mantel und mach, daß ich nach Hause komme.

Der Neujahrstag ist trübe. Der ganze Hals ist feuerrot, das Ei am Hals ist noch dicker geworden. Abends bekomme ich Fieber, 39,4. Ich schlafe kaum, wünsche mir nur, daß jemand das Ding am Hals entfernt, egal wie, aufschneidet, rausreißt. Am anderen Morgen bin ich um acht Uhr in der HNO-Poliklinik, melde mich bei Professor Röder an. Warten. Um neun Uhr bin ich dran. Der Professor sieht auf meinen Hals und runzelt die Brauen. Wie haben Sie denn die Strahlen vertragen, Herr Lentz? Gut. Ich sitze im Behandlungsstuhl. Er kümmert sich gar nicht um das Ei, klemmt meine Beine mit seinen Knien ein, zieht die Zunge wieder mit sanftem, aber festem Zug heraus und sieht mit dem Spiegel in den Hals. Er grunzt. Sagen Sie mal eeehhhh... Ich tu das und habe schreckliche Angst vor seinem nächsten Satz. Toll, sagt er, zieht den Spiegel raus, öffnet eine Tür und ruft, Kommen Sie mal, sehn Sie sich das mal an, sagt der Professor. Ich bin hilflos. Wieder Zunge raus, spiegeln. Phantastisch, sagt der neue Arzt und spiegelt begeistert. Ich spüre seinen Atem auf dem Gesicht. Er riecht nach Kaffee. Ich würge. Er zieht den Spiegel zurück und fragt, Wie viele Bestrahlungen hatten Sie denn? Dreißig, sage ich. Er nickt und sagt was Lateinisches zum Professor. Kein Wort über das Gänseei.

Was ist denn das da, flüstere ich und zeige auf den Hals. Das da? Der jüngere Arzt geht wieder. Der Professor klemmt meine Beine ein und besieht sich den Hals von außen. Er drückt vorsichtig auf das Ei, schiebt es hin und her. Ich sehe ihn angstvoll an. Ist weich, sagt er schließlich, nachgiebig, kein Tumor, Tumore sind hart. Das da ist eine Entzündung, vom Bestrahlen, vielleicht ist der Rest eines Fadens versehentlich sitzengeblieben, oder ein Gang hat sich entzündet, ein Epithel, nichts Schlimmes, pieksen wir auf. Ich sacke im Stuhl zusammen. Er guckt verwundert, versteht, lacht. Nein, nein, sagt er, so schnell schießen die Preußen nun auch wieder nicht. Er telefoniert. Dr. Pauly kommt, mein Arzt der ersten Stunde. Erkennt mich, sagt Hallo. Hallo. Er flüstert mit dem Professor. Seien Sie doch so freundlich, sagt der und sieht auf seine Uhr.

Kommen Sie mal, sagt Pauly. Wir fahren in einem Fahrstuhl nach unten. Nur für Ärzte, steht daran. Der Fahrstuhl ist eng, er hat gerade Platz für zwei Personen. Wir stehen auf Tuchfühlung.

War's schlimm? fragt er. Er ist der erste, der das fragt. Ich sage nichts, fühle, wie mir die Tränen in die Augen schießen. Der Fahrstuhl hält. Er läßt mich vorgehen. Ich bin hier zu Hause, sagt er.

Wir gehen einen Gang entlang, kommen in einen Raum, in dem Schwestern aufgeregt herumlaufen. Ist der OP frei? fragt er. Nein, sagt eine Schwester, Professor Dahlmann operiert. Dann machen wir's hier, sagt er. Bereiten Sie alles vor, Schwester Gerda, wir schneiden das auf, Spritzen, Sauger und so weiter. Wir operieren auf der Rollbahre.

Die Schwester protestiert, Aber doch nicht hier, Herr Doktor, sagt sie, hier läuft doch alles durch, bitte.

Natürlich hier, sagt er, wir haben wenig Zeit, allez hopp.

Ziehn Sie bitte mal die Jacke aus, sagt er zu mir. Ich steh mit der Jacke in der Hand. Wohin damit, sagt er? Ich leg sie auf eine Fensterbank. Er gibt mir eine Spritze in den Oberarm. Ich komm gleich wieder, sagt er und eilt davon. Ich sitze auf einem Hocker und sehe zu, wie Spritzen aufgezogen werden. Eine Schwester räumt ein ganzes Tablett mit Instrumenten in den Sterilisationsschrank, stellt ihn an. Er summt los wie eine Spülmaschine. Blutiger Verbandsmull wird vorbeigetragen und in Plastiksäcken verstaut. Schwester Gerda kommt und sieht sich den Hals an. Sieht aus, als ob es gleich platzt, sagt sie. Geht gleich los, sagt sie. Sie rollt eine Bahre herein, stellt das Kopfteil höher, klickend rastet Metall ein.

Der blasse Professor Dahlmann, mein Chirurg, kommt in Dunkelgrün mit Kappe aus dem OP, stutzt, will mir die Hand geben. Er zieht die Hand zurück, bückt sich, betrachtet meinen Hals. Er richtet sich auf, dreht sich um. Dr. Pauly ist da. Mußt du von unten schneiden, Uwe, sagt er zu ihm. Sieht gut aus, sagt er zu mir und verschwindet im OP.

Ziehn Sie bitte das Hemd aus und legen Sie sich hierher, sagt Pauly zu mir. Er zeigt auf die Bahre. Ich klettere hinauf. Die Schwestern unterhalten sich über Neujahr.

Wir waren gestern noch schön an der Elbe, sagt die eine, haben uns mal so richtig durchpusten lassen nach all dem Alkohol. Nee, sagt die andere, war uns viel zu kalt, wir haben gemütlich zu Hause gesessen und...

Kann mal jemand den Patienten abdecken und assistieren, unterbricht der Doktor streng. Eine Schwester kommt und legt Tücher über meine Brust. Liegt alles bereit, Herr Doktor, sagt sie spitz.

Ich höre, wie er die Gummihandschuhe überstreift, höre das quietschende Geräusch, wenn sich Gummi an Gummi reibt, und sehe, als ich die Augen öffne, wie er die Hände faltet und das widerspenstige Material richtig zwischen die Finger preßt. Er nimmt eine Spritze entgegen, hebt sie hoch und prüft, ob sie funktioniert. Er kommt auf mich zu. Tut jetzt etwas weh, sagt er. Ich versuche zu nicken. Sie kennen das ja, sagt er. Die Schwester sprüht Flüssigkeit auf den Hals. Ich stecke die Daumen in meinen Hosengürtel und verkrampfe mich. Er sticht ein. Es schmerzt. Er fährt mit der Spritze unter der Haut hin und her, verteilt die Flüssigkeit. Ist gleich vorbei, sagt er und spritzt. Es wird taub, die Schmerzen lassen nach. Ich fühle das verfluchte Ei nicht mehr. Er wartet einige Minuten. Eine Schwester tritt hinter die Bahre, legt mir beide Hände auf die Stirn und drückt sanft nach unten. Ich schneide jetzt, sagt er zu mir. Ich fühle nur leichten Druck und spüre Bewegung neben mir, plötzliche, rasche Bewegungen. Warum schneidet er nicht? Läuft alles, Herr Lentz, sagt er da sehr laut, alles paletti, ist geöffnet, Eiter läuft prima. Ich fühle ein Schaben am Hals, und dann ein Geräusch wie von einem Staubsauger. Ich blinzele und seh dem Doktor direkt ins Gesicht. Er hat einen Schlauch in der Hand und arbeitet damit an meinem Hals herum. Er säubert die Wunde. Ich öffne die Augen ganz. Alles klar? fragt er. Er legt Verbandszeug auf die Wunde, Kein Pflaster, Schwester, er ist doch bestrahlt, die Haut ist hochempfindlich. Sie schieben mich in den Flur. Er klopft mir auf die Schulter und geht. Ich bin vollkommen zufrieden, erlöst. Kein Tumor, die Entzündung ist weg, kann gleich nach Hause, Neujahr. Nach einer Stunde darf ich gehen. Wundschmerz setzt ein, aber ich weiß ja, was es ist, völlig harmlos, leicht erträglich.

Herrlich, wieder draußen zu sein. Ich schlendere durch einen Park. Es ist erst Mittag. Irgendwo kaufe ich zwei Flaschen Wein für den Abend. Ich rufe Astrid im Büro an. Als ich mich melde, ist es ganz still am anderen Ende. Ich höre nur ihren Atem. Ich sage ihr, was los ist. Sie atmet aus, legt den Hörer hin, nimmt ihn wieder auf. Ich bin glücklich, sagt sie. Ich auch.

Ich fahre mit der S-Bahn nach Hause und sehe während der ganzen Fahrt aus dem Fenster.

Die Wunde heilt nur sehr langsam, weil die Haut durch die Bestrahlungen nicht mehr richtig durchblutet wird. Ich muß täglich erscheinen. Der Doktor legt mit einer Pinzette kleine weiße Perlen in die Wunde und wechselt den Verband.

Ich möchte nach Frankreich fahren und mich allein vierzehn Tage erholen. Er hat nichts dagegen. Sie geben mir Verbandszeug mit und eine Salbe. Wenn ich zurückkomme, soll ich zum Logopäden, damit meine Stimme besser wird. Fahren Sie ans Meer, sagt Dr. Pauly und gibt mir die Hand.

Ich fahre mit dem Zug in die Normandie ans Meer. Ich laufe am Strand entlang, spreche kaum. Die Stelle am Hals will nicht heilen. Es ist kalt, sonnig, ruhige Tage.

Nach vierzehn Tagen bin ich zurück. Ich fühle mich erholt. Ich besuche das Krankenhaus. Dr. Pauly ist nicht mehr da. Wieso? Er ist nun Professor in Ulm. Ich staune, so schnell? Nein, das läuft schon länger. Ich habe Wein für ihn mitgebracht. Ja, schade, tut uns leid.

Professor Röder sieht sich die Stelle am Hals an. Sie ist immer noch nicht zu. Wir müssen die Öffnung erweitern. Wieder Spritzen in den Hals, die Wunde wird mit dem Skalpell erweitert. Ich muß wieder täglich hin, Perlen in die Wunde, neuer Verband, vierzehn Tage lang. Dann ist sie endlich zu. Kein Verband mehr, vergessen.

Taschenfaltenstimme, sagt der Professor Röder zum Logopäden, wir müssen bei ihm eine Taschenfaltenstimme erreichen. Der Logopäde ist eine Frau. Das müßte allerdings besser werden mit Ihrer Stimme, sagt sie. Holen Sie mal Luft. Ich hole tief Luft. Der Oberkörper wölbt sich weit. Ich war immer stolz auf mein Luftholen und auf den Brustumfang, der dabei entstand.

Um Gottes willen, sagt sie, Sie atmen ja völlig falsch, total verkrampft, hat Ihnen das noch niemand gesagt? Nein. Man atmet doch hier, sagt sie, mit dem Zwerchfell. Der Brustkorb darf sich dabei nicht bewegen. Sie macht es mir vor, legt mir ihre Hände auf den Bauch. Sie atmen ja sogar noch mit den Schultern. Nehmen Sie Platz. Wir werden jetzt und in den nächsten sechs Wochen Sprechübungen machen, zwei- bis dreimal wöchentlich. Diese Übungen sollten Sie zu Hause ständig wiederholen. Wünschenswert wäre die Erlangung einer Taschenfaltenstimme. Sehr oft gelingt das, so daß Ihre Stimme dann wieder menschlicher, Verzeihung, normaler klingt. Die Übungen werden Ihnen komisch, ja lächerlich vorkommen, sind aber von uns jahrelang erprobt und unerläßlich, wenn Sie zu einem Erfolg kommen wollen. Wollen Sie da mitmachen? Natürlich, sage ich.

Schön, sagt sie, und versuchen Sie dabei, unten zu atmen, verstehen Sie, immer unten, hier. Sie sticht mit dem Finger mehrmals in den Bauch. Machen Sie mal, sagt sie.

Ich versuche, unten zu atmen. Sie schüttelt den Kopf. Völlig falsch, sagt sie, ausgeprägte Fehlatmung. Sie verkrampfen ja. Noch mal, bitte. Ich atme unten. Wieder nichts.

Nein, nein, sagt sie, Sie müssen durch die Nase atmen, nur in Sonderfällen, beim Singen, bei Erschöpfung oder Anstrengungen, und natürlich beim Sprechen, durch den Mund. Also bitte, sagt sie. Ich atme. Sie verzieht das Gesicht. Ich sage, ich habe aber ja immer so geatmet, mein Leben lang.

Eben, sagt sie. Na, sagt sie, fangen wir mal an, schauen Sie auf meinen Mund, und achten Sie auf meine Atmung. Mim-mim, mom-mom, mam-mam, mummum.

Jetzt Sie, sagt sie.

Soll ich das nachsprechen, frage ich?

Ja, bitte.

Mim-mim, mom-mom, mam-mam, mum-mum.

Langsamer, sagt sie, so. Meum-meum, maum-maum, moum-moum.

Ich mach es nach. Eine halbe Stunde lang geht es so weiter. Vokale und Konsonanten gemischt. Bei waw-waw, wow-wow, wiw-wiw hören wir auf. Ich bin erschöpft. Sie gibt mir einen Zettel mit, auf dem die Übungen verzeichnet sind. Fleißig üben, sagt sie, langsam, laut und deutlich sprechen. Wir sehen uns wieder, sie schaut in ein Buch, aaahhhm, Donnerstag um elf.

Zu Hause übe ich im Schlafzimmer. Astrid lacht sich kaputt, macht es mir nach. Wuw-wuw, wew-wew, wiw-wiw. Suff-suff, siff-siff, soff-soff. Ich bin wütend.

So geht es sechs Wochen. Immer neue Übungen, andere Wortbildungen, schließlich Worte, halbe Sätze, dazu Atemübungen und Atemkontrollen. Dann sagt sie eines schönen Tages, wenn Sie diese Übungen durchhaben, gehen Sie bitte zum Professor und stellen sich mit Ihrer neuen Stimme vor. Besser wird's nicht mehr.

Ich finde, es hat sich nichts geändert. Astrid wiegt den Kopf. Ich beende die Übungen, die sie mir aufgeschrieben hat. Sie schließen mit Hussassa-tirallala-holdrio.

Potztausend, was geht mich das an.
Halte deine Zunge im Zaun.
Vergönne Tölpel.

Den letzten Ausruf quittiert Astrid mit einem meckernden Lachen.

Der Professor untersucht mich, betrachtet den Hals von außen und innen und sagt, alles glatt, gut verheilt, Herr Lentz. Ich muß ihm aus einem Buch vorlesen. Es ist ein Kinderbuch. Ich streng mich an, will es gut machen. Nicht verkrampfen, sagt er, ganz locker lassen, Sie kennen mich doch, kein Grund zur Aufregung. ... und Peter hörte die Tür hinter sich ins Schloß fallen. Er wußte, daß er hierher nicht mehr zurück wollte. Er ging den geraden Weg, der von dem Haus wegführte, und als er die Straße erreichte, begann er zu rennen.

Hervorragend, sagt der Professor, besser geht's nicht. Er gibt mir länger als sonst die Hand. Wenn Sie irgend etwas Außergewöhnliches merken, kommen Sie sofort hierher. Sonst alle zwei Monate zur Nachuntersuchung. Alles Gute.

Nach sechs Monaten beginne ich wieder zu arbeiten. Es ist der 10. Mai 1977. Telefonieren geht schlecht, viele Leute verstehen mich nicht, ich muß mich sehr anstrengen. Astrid hilft mir, wir arbeiten in der gleichen Firma. Am Ende des Monats fehlen fünfhundert Mark auf meiner Gehaltsabrechnung. Ich frage den Chef, wieso.

Ja, nun, Herr Lentz, Kunden können Sie ja nun nicht mehr besuchen, sagt er. So, wie Sie jetzt sprechen, das kann man doch niemandem mehr zumuten, verstehen Sie, nicht, daß man Sie nicht verstünde, nein, gar nicht, aber es klingt so komisch, so anders, ich glaube, das wollen die Leute nicht. Aber im Innendienst, natürlich, immer, nur kann ich Sie da nicht so optimal einsetzen, verstehen Sie?

Ich verstand ihn, er hatte recht.

II.
Zweieinhalb Jahre später

Im Herbst 1979 stirbt meine Mutter. Ich bin sehr traurig. Ich gehe regelmäßig zu den Nachuntersuchungen. Alles klar. Ich muß im Innendienst viel arbeiten und oft die Treppen rauf und runter laufen. Das fällt mir immer schwerer, ich bekomme schlecht Luft, muß stehenbleiben und nach Luft schnappen. Ich muß abnehmen, denke ich, zehn Pfund müssen runter.

Ich atme wie durch ein Tuch, mit weit offenem Mund. Ich gehe Anfang Dezember ins Krankenhaus. Frau Dr. Meersmann ist die neue Oberärztin von Professor Röder. Die anderen Ärzte sind alle weg.

Meersmann, sagt sie, wie geht's? Sie liest in meiner Akte, die ich schon von rückwärts kenne und die dick und zerfleddert ist. Ich weiß es nicht, sage ich, ich bekomme schlecht Luft, ich atme wie durch ein Tuch.

Ich seh gleich mal rein, sagt sie. Sie spiegelt. Sie arbeitet wie ihre männlichen Kollegen, nur daß sie nicht mit ihren Knien meine Beine einklemmt wie die Ärzte, sondern seitlich vor mir sitzt, mit geschlossenen Beinen, sozusagen im Damensitz. Nichts zu sehen, sagt sie, alles glatt, wir wollen aber trotzdem einen Abstrich machen. Sie macht einen Abstrich.

Ich höre nichts mehr von ihr. Das mit der Luft wird nicht besser. Ich geh Mitte Dezember wieder hin. Neuer Abstrich. Das mit der Luft kann von den Strahlen kommen. Die verdammten Strahlen. Sagen Sie das nicht.

Ich gehe zur Nachuntersuchung zu dem Radiologen. Er tastet, sieht alles an, schreibt mit seinem Füller. Sieht gut aus, sagt er, was wollen Sie denn? Ist doch alles prima. Sie sollten abnehmen, fünf Kilo weniger wäre nicht schlecht. Wir sehen uns in drei Monaten wieder.

Ach so, sage ich, ich bekomm so schlecht Luft, wenn ich viel brauche, beim Treppensteigen und so, ich atme wie durch ein Tuch.

Er bleibt stehen, sieht mich an, setzt sich. Wie atmen Sie, sagt er, seit wann haben Sie das? So seit zwei Monaten. Warum sind Sie nicht früher gekommen? Ich bin ja bei Professor Röder, Frau Dr. Meersmann in ständiger Behandlung. Und was sagen die? Das kommt von den Strahlen. Er sagt nichts, er nimmt den Telefonhörer ab und wählt.

Frau Meersmann, sagt er, hier sitzt der Herr Lentz bei mir und klagt über Luftbeschwerden. Stille. Er spielt mit seinem Füller, hört zu. Ja, sagt er, aber er klagt objektiv darüber. Zuhören. Danke, ja. Er legt auf.

Ich weiß nicht, was das ist, sagt er, und will es deshalb genau wissen. Ich möchte, daß Sie heute noch bei uns geröntgt werden. Ziehen Sie sich bitte an, ich gebe Frau Brück Bescheid, Sie bekommen sofort einen Termin.

Mein Herz krampft sich zusammen, Angst steigt hoch. Auf dem Flur und beim Röntgen sehe ich wieder die Patienten mit den roten Streifen im Gesicht. Ich sehe sie wieder bewußter. Hals und Brustpartie werden geröntgt. Nein, Bescheid bekommen Sie erst später über Professor Röder.

Es ist Weihnachten 1979. Die Tage verlaufen unruhig für mich. Innerlich bin ich geladen, male mir vieles aus, Erinnerungen werden wach, ich versuche, zu verdrängen.

Am Freitag vor Neujahr ruft Dr. Meersmann in der Firma an. Astrid holt mich an den Apparat. Herr Lentz, sagt sie, Sie müßten noch mal herkommen, am besten heute noch, es ist nicht alles ganz in Ordnung. Ja, um elf wäre mir recht. Ich lege auf. Ich sehe durch die Glasscheibe einer Trennwand Astrid an ihrem Arbeitsplatz. Sie sieht auf dem Hauptapparat, daß das Gespräch beendet ist. Sie dreht sich um. Wir sehen uns an.

Ich muß um elf da hin, es ist nicht alles in Ordnung. Mir zittern die Knie, Astrid raucht und bläst Rauch aus. Was heißt das, nicht ganz in Ordnung? Das sagen sie mir vielleicht da, sage ich, wenn ich Glück habe.

Ich geh den altbekannten Weg. Setze mich ins Wartezimmer. Es ist Freitag, der 28. Dezember, elf Uhr. Um Punkt elf kommt Frau Dr. Meersmann, Herr Lentz, bitte. So pünktlich ist schon verdächtig. Es ist das Zimmer von Pauly, nur der Schreibtisch steht anders. Wir setzen uns. Herr Lentz, sagt sie und legt die Fingerspitzen aneinander, löst sie voneinander, legt sie wieder zusammen. In stetigem Wechsel unterstreicht sie so das, was sie sagt. Herr Lentz, sagt sie, wenn Sie sich eine Skala von Schwarz bis Weiß vorstellen wollen, denken Sie mal an die Tastatur eines Klaviers, links ist eine ganz weiße Taste, rechts entsprechend eine ganz schwarze. Dazwischen liegen alle Abstufungen von fast Weiß bis

Hellgrau über Grau, Dunkelgrau bis Anthrazit und Schwarz. Wenn wir nun Weiß als das Gute nehmen und Schwarz als das Schlechte, Böse, so liegt Ihr letzter Abstrich bei einem dunklen Anthrazit. Der vorletzte war noch mittelgrau, dieser ist anthrazit.

So wie Ihr Pullover? frage ich. Sie hört mit den Fingern auf und sieht an sich herunter. Der ist doch schwarz, sagt sie. Ich grinse. Wie sieht denn die Röntgenaufnahme aus, frage ich. Schlecht, es ist etwas da, was da nicht hingehört, etwas, das die Trachea, die Luftröhre zusammendrückt, man kann auf dem Bild eine Einbuchtung erkennen. Darum bekommen Sie auch schlechter Luft.

Sie meinen einen Tumor, sage ich. Sie hebt die Schultern, kehrt die Hände mit den Handflächen nach oben, hebt sie hoch und läßt sie auf den Schreibtisch fallen. Man kann es noch nicht sagen, es kommt gleich der Professor Kretschmer von der Chirurgie, der ein Gewebestückchen entnehmen wird. Wir werden es einsenden, histologisch untersuchen lassen, und erst dann können wir Genaueres sagen.

Was passiert, wenn es positiv ist? Dann müssen wir operieren. Was operieren, wie damals? Nein, sagt sie, alles, dann muß alles raus, der ganze Kehlkopf. Laryngektomie.

Wie nah ist der Tod, frage ich. Herr Lentz, sagt sie und schüttelt den Kopf, daß die schwarzen Haare fliegen, das wissen wir doch so wenig wie Sie. Wer soll das wissen? Wir müssen abwarten, sagt sie. Sie meinen, ich muß abwarten, sage ich. Ja, sagt sie, Sie an erster Stelle.

Herr Professor Röder möchte Sie noch mal sehen.

Wir gehen an den Leuten vorbei in das kleine Behandlungszimmer. Ich setze mich in den Stuhl, sie geht weg. Sie wird froh sein, daß sie es hinter sich hat, denke ich.

Die Tür geht leise auf, ein Kopf schiebt sich durch den Spalt. Kretschmer, sagt jemand, ist Professor Röder nicht da? Nein, sage ich, ich warte auch. Er kommt ganz rein. Lentz, sage ich. Sind sie der Chirurg? Er nickt. Ich bin der mit dem Gewebestückchen, sage ich, angenehm, sagt er. Ist Professor Dahlmann nicht mehr da? frage ich. Nein, sagt er, der ist jetzt in Ulm. Alle in Ulm. Röder kommt, stellt uns vor. Professor Kretschmer – Herr Lentz. Er gibt mir die Hand. Er ist nett, weiße Hose, weißes Hemd, Rolex am Handgelenk, hat wohl viel zu tun. Er lacht sympathisch, trägt ein Gerät in der Hand. Darf ich mal sehen, sagt er zu mir. Ich mach den Mund auf, streck die Zunge raus, meine kleinste Übung. Er legt das Gerät aus der Hand, spiegelt. Wir müssen etwas entnehmen, Herr Lentz, sagt er, etwas entnehmen, was wir untersuchen wollen, damit wir wissen, was wir tun müssen. Ich möchte das jetzt tun, damit wir keine Zeit verlieren. – Bitte, sage ich.

Ich muß etwas betäuben, sagt er, damit ich tief genug runterkomme. Er sprüht die blaue, bittere Flüssigkeit tief in den Hals. Warten, wieder Sprühen, Würgen, Sprühen, Warten. Dann nimmt er sein Gerät und schiebt mir einen biegsamen Metallschlauch in den Hals. Weit aufmachen, sagt er und zieht an der Zunge. Alles locker lassen, ganz ruhig atmen, ganz ruhig sein, Herr Lentz. Er bewegt eine Zange, die außerhalb des Halses an dem Gerät sitzt. Ich muß schrecklich würgen. Er zieht den Schlauch zurück.

Nichts, sagt er, Quälerei. Er wartet, bis meine Würgetränen versiegt sind.

Der Hals wehrt sich, sagt er, reagiert normal. Er sprüht noch mal eine Weile, wartet, unterhält sich. Eine Schwester kommt. Jetzt nicht, sagt Röder, lassen Sie uns allein.

Kretschmer kommt wieder mit dem Gerät. Ich will ganz ruhig sein, ihnen helfen, versuche, nicht zu schlukken, nicht zu würgen, ruhig zu atmen. Er läßt den Schlauch hineingleiten, bewegt die Zange mehrmals. Ich muß würgen, er zieht das Gerät zurück, schüttelt den Kopf. Hat keinen Zweck, sagt er, geht nicht ohne Narkose, ohne Tubus, müssen wir stationär machen, schnellstens. Herr Lentz, sagt er, am 2. Januar, morgens um sieben Uhr, Aufnahme im Bettenhaus der HNO.

Er nickt mir zu, geht mit Röder hinaus. Röder kommt zurück. Ich möchte doch noch mal kurz reinsehen, sagt er zu mir, ist ja noch betäubt, dann lassen wir Sie auch in Ruhe. Er spiegelt lange, nickt dabei. Ja, sagt er, ganz eindeutig, man sieht die Buchtung so schon, kein Zweifel. Schluß, sagt er, und zieht den Spiegel raus. Wollen Sie sich noch einen Augenblick hinlegen?

Nein, danke.

Er nimmt meine Hand, hält sie fest, umfaßt mit der Linken meinen Oberarm und drückt ihn. So verabschiedet man Leute, die in den Krieg ziehen. Er sagt nichts. Sie haben mich wieder beim Arsch, verfluchte Seuche.

Die schreckliche Angst vom erstenmal stellt sich so nicht wieder ein. Man hat gelernt, ist traurig, wie bei einem Abschied.

Zu Hause sprechen wir wenig. Jeder geht seiner

Wege. Alles ist leise, gedämpft. Jeder weiß, was auf ihn zukommt. Wir lassen uns nicht einladen, sagen überall ab, sitzen rum.

Am Sonntag sagt Astrid, Wir haben immer noch eine Chance. Vielleicht ist es doch harmlos. Sie wissen es auch noch nicht genau, sonst würden sie das mit dem Gewebe nicht machen.

Das ist reine Routine, sage ich, ihre Gewißheit muß doch nur bestätigt, gesichert werden. Die haben so was schon tausendmal gesehen und wissen, wie das aussieht. Was glaubst du, warum Röder das mit dem Armdrükken gemacht hat?

Warum sagen sie es dann nicht? Sie sagen nie genau, was los ist, erstens, um sich selbst nicht in die Nesseln zu setzen, und dann, um den Kranken so eine Denkchance zu lassen, wie du sie eben ausgesprochen hast. Jeder will sich an etwas klammern. Man darf nicht alle Hoffnung nehmen, dann verzweifeln zu viele. Das wissen die natürlich auch.

Nach einer Pause sagt sie, wenn man nicht mehr sprechen kann, so kann man aber doch hören und sehen. Ja, sage ich, das kann man, und fühlen und schmecken und riechen. Ich muß an den blinden Jungen denken, der in der Radiologie mit seiner Mutter neben mir saß. Ich sage, ich muß allen Mut zusammennehmen und kämpfen, und das werde ich auch tun. Das ist *meine* Hoffnung.

Sylvester und Neujahr vergehen in der gleichen Ruhe. Wir fahren nicht fort wie damals, es ist nicht nötig. Ich weiß heute, daß Fliehen nicht hilft.

Am 2. Januar ist es soweit. Wir stehen um fünf Uhr

auf. Es regnet. Wir machen uns fertig, ich pack meinen alten Koffer. Wir fahren um sechs Uhr los.

Astrid will mit hinein. Ich küsse sie und geh mit dem Koffer durch den Park zum Bettenhaus. Es ist sieben Uhr. Claudia ist da. Sie schüttelt den Kopf. Wir wollten uns doch nicht wiedersehen, sagt sie. Ist das letzte Mal, sage ich. Sie nimmt Blut ab.

Ich muß zur Anmeldung zurück, muß Formulare ausfüllen, Name, Wohnung, Krankenkasse. Mitgliedsnummer wissen Sie nicht? Komisch. Ich fände es komisch, wenn ich sie wüßte. Sie ist beleidigt. Zurück zum Bettenhaus. Wollen Sie Ihr altes Zimmer? Warum nicht? Also Zimmer fünf. Ich schließ die Doppeltür, ziehe mich aus, leg mich ins Bett. Es ist viel wert, wenn man den Betrieb kennt, beruhigend. Vor neun passiert gar nichts. Mein alter Baum ist noch da, nie seh ich ihn grün.

Später klopft es. Eine junge Schwester mit Haube kommt herein. Ich bin Lehrschwester Gisela, sagt sie und stellt mir ein Joghurt hin. Herr Lentz, sagt sie, möchten Sie vielleicht Telefon ans Bett? Dann könnten Sie... Ich richte mich auf. Nein, sage ich, die wollen mir hier den Kehlkopf rausnehmen, was soll ich da mit Telefon? Sie wird feuerrot, sagt, Um Gottes willen, und rennt raus.

Um zehn Uhr, Herr Lentz, zum Arzt. Auf dem Flur begegne ich der Lehrschwester. Sie wird wieder rot. Ich kneif ihr ein Auge zu.

Dr. Balthus, ich bin der Stationsarzt. Lentz, sage ich, Krebspatient. Er spiegelt. Blut haben Sie schon, Schwester Claudia? Ja, heute morgen schon, ist schon weg.

Gut. Ein knochiger Riese erscheint, stellt sich vor, spiegelt, nimmt meine Karte, sagt zu dem Doktor, sollten bei der Biopsie auch mal in die Speiseröhre sehen. Er geht wieder. Oberarzt Dr. Mielke. Danke, Herr Lentz, ins Bett.

Abends kommt Professor Kretschmer. Freitag morgen wollen wir Gewebe entnehmen, sagt er. Ich frage nichts, es ist sinnlos. Ich weiß, wie so eine Gewebeentnahme vor sich geht. Der Kopf hängt weit nach unten, bis die Mundöffnung eine Linie mit der Luftröhre bildet, und dann das röhrenartige Instrument, das sie Laryngoskop nennen. Auf Bildern sieht das nicht schön aus.

Donnerstag: Röntgen, Urinuntersuchung, EKG, noch mal Blut, Konsilium beim Internisten. Ich bin den ganzen Tag auf Trab. Ich fühle mich schon als Profi, habe immer Lesestoff mit. Donnerstag abend kommt ein Anästhesist, schaut mich an, stellt Fragen, fragt nach Gewicht, Alkoholkonsum, mißt Blutdruck, fühlt den Puls. Er ist Türke, ist sachlich, kurz angebunden, redet keinen Schmus.

Freitag holen sie mich erst um vierzehn Uhr. Sie fahren mich in einen kleinen Operationssaal. Der Türke ist da, hantiert an Geräten. Sie legen mich auf den Tisch. Der Türke nimmt meine linke Hand, sieht sich den Handrücken an. Der Professor kommt in grüner Kluft. Tag, Herr Lentz. Er gibt ein Zeichen. Achtung, sagt der Türke. Kaltes auf der Hand. Dann ein Stich. Er führt eine Kanüle mit einem Plastikschlauch in eine Ader auf dem Handrücken ein. Es tut weh. So, ist fertig. Er klebt zwei Pflasterstreifen darüber, drückt sie fest, prüft, sitzt alles, sagt er.

Hinter mir Geflüster, Geräusche. Ja, sagt der Professor. Ich fühle nichts, ich bin einfach weg. Ich wache auf, als mich jemand über den Flur rollt. Zimmer fünf. Ich bin im Bett. War das ein Traum? Ich sehe auf meine linke Hand. Dort ist ein Verband und darüber ein Pflaster. Ich schlafe.

Samstag kommt Astrid. Nichts Neues, wir müssen auf die histologische Untersuchung warten. Alle sind nett, die Lehrschwester will nicht mehr kommen. Ich gehe nach vorne und hole sie. Claudia lacht. Am Dienstag kommt der türkische Doktor, nimmt meine Hand, entfernt Pflaster und Verband. Wir müssen morgen noch mal das gleiche, sagt er. Hat nicht genügt, neue Biopsie. Warum das denn? Es muß sein, sagt er, die Pathologen wünschen es. Sie sind nicht sicher. Sind nicht sicher? Nein. Abends der Professor. Die Pathologen wollen mehr von Ihnen, sagt er, aber ich kann denen doch nicht den ganzen Kehlkopf anbieten. Ist das etwa ein gutes Zeichen? Er wiegt den Kopf, Das kann man so nicht sehen. Sie wollen einfach mehr Gewebe für ihre Untersuchung, wir müssen abwarten.

Am anderen Morgen kommen sie schon um neun Uhr. Der Türke nimmt wieder die linke Hand, sucht nach einer günstigen Ader, schaut sich die Vene in der Armbeuge an, kehrt zur Hand zurück und sticht ein. Die Kanüle sitzt nicht gut. Sind Sie Hamburger, fragt er. Nein, Westfale, ich wohne nur hier. Aha, sagt er, ich bin aus Anatolien, das kennen Sie sicher nicht? Nein. Dort ist man arm. Entschuldigung, sagt er nun und sticht erneut ein. Das scharfe Ding fährt in die Ader. Er schiebt nach. Es sitzt. Pflaster zum Festhalten drauf. Kann losgehen.

Also, sagt der Professor, diesmal müssen wir 'nen ganzen Schinken packen, die sind ja wie wild, diese Pathologen.

Ich vergehe, bin rauschend weg. Diesmal werde ich erst im Bett wach. Ich bin den ganzen Tag etwas beduselt, schlafe viel. Wann können wir den Befund erwarten, Herr Professor? Sicher nicht vor Freitag. Mein Hals schmerzt doch sehr, sage ich. Das glaub ich, sagt er.

Donnerstag passiert nichts. Ich habe Zeit zu hoffen. Geduld, Herr Lentz. Nein. Claudia kommt, nimmt noch mal Blut ab, beruhigt mich. Freitag morgen noch immer nichts. Nachmittags wieder Blutabnahme, abends kommt Professor Kretschmer, setzt sich auf mein Bett. Da weiß ich alles.

Dienstag ist Operation, der Befund läßt keine Wahl, Herr Lentz. Was passiert, wenn ich nicht will? Dann werden Sie ersticken, in zwei, vielleicht drei Monaten. Sie werden zum Schluß doch kommen, von selbst kommen, kommen müssen, man erstickt nicht freiwillig. Aber dann ist meistens alles zu spät. Ich unterschreibe. Wenn ich operiere, muß ich sehen, was los ist, der Tumor muß zunächst mal weg. Dann müssen wir sehen. Wir können von außen ja auch nicht alles sehen. Wir tun, was wir können.

Das weiß ich, sage ich ohne Hohn.

Er geht. Da habe ich's nun endlich. Von jetzt an bis zur Operation wird es wenig Chancen geben, nicht an sie zu denken. Es ist Freitag abend, noch drei Tage und vier Nächte. Der Kampf beginnt jetzt erst richtig. Die arme Astrid, was habe ich ihr alles angetan, sie lebt täglich zwischen Bangen und Hoffen, ich bin ein Unglück für sie. Ihre Mutter hatte recht. Es ist nicht schön, mit einem Krebskranken zusammenzuleben. Sie hat's schwer, muß zu den Sorgen noch arbeiten, freundlich sein, tun, was man von ihr will. Dann, wenn man schwach ist, hauen sie doch gerade drauf. Aber ich muß an mich denken, muß leben, nur so kann ich auch mit ihr leben, weiterleben, lieben, essen und trinken, das Meer sehen, riechen, wenn es Frühling wird. Ich kenn sie dreizehn Jahre. Wie soll es weitergehen, wenn ich überlebe? Wovon sollen wir leben? Ich kann ja nicht mehr sprechen. Nicht mehr sprechen können. Ich habe immer gern gesprochen, Geschichten erzählt. Wie soll ich mich artikulieren?

Der Professor kommt noch mal. Er wirkt abgespannt, es ist neunzehn Uhr dreißig. Kann man eigentlich riechen und schmecken nach dieser Operation, frage ich. Es kommt darauf an, sagt er, wie's von innen aussieht, ich glaube, schmecken werden Sie weiter können, riechen nicht, oder nur wenig. Zum Riechen muß Luft durch die Nase kommen, das geht dann nicht mehr, Ihre Luft kommt da, Sie atmen hier. Er drückt mit dem Finger in seine Halsgrube. Nicht mehr riechen. Dann ist es nichts mit dem Riechen, wenn der Frühling kommt. Ich denke an den Geruch von Wein im Glas.

Astrid nimmt es ruhig auf, will aber rauchen, geht zur Toilette. Als sie wiederkommt, gebe ich ihr einen Zettel in die Hand. Sie steckt ihn ein.

Montags bekomme ich ab Mittags, nichts mehr zu essen, abends rasiert jemand die Haare auf der Brust ab. Claudia kommt, gibt mir eine Spritze und zwei Tabletten. Wann geht's los? frage ich. Früh, sagt sie, Sie sind als erster dran. Soll ich noch irgend etwas tun? Nein, danke, sage ich. Wie ist es danach? Nicht schön, sagt sie, aber wir helfen Ihnen. Gute Nacht.

Die Tabletten wirken, ich schlafe ein. In der Nacht wache ich auf, erschrecke, bin wach. Mir fällt meine Kindheit ein. Ich denke an meine Mutter, bin froh, daß sie dieses nicht erleben muß, denke an die Jahre in der Paulstraße in Münster, an den strengen Vater, die Schule, die Spiele mit dem Bruder, an die Zeit, als ich im KLV-Lager in Bayern war. Mir fällt der Tag ein, an dem ich dort Scharlach bekam. Sie räumten sofort die Stube, auf der ich mit sieben anderen Jungen lag, und abends dann das ganze Stockwerk. Es war totenstill. Ich lag im obersten Fach des dreistöckigen Bettes und bekam in der Nacht hohes Fieber. Es war niemand da. Ich hatte schrecklichen Durst. Ich fiel von oben runter und kroch zum Wasserhahn. Trank, konnte nicht wieder hinauf, hatte keine Decke und bekam Schüttelfrost. Morgens holten sie mich dann.

Nun setzt bei mir doch Panik ein. Ich atme ruhig, die Handflächen sind naß, ich kann nicht mehr verdrängen, sie holen mich gleich. Ich könnte die Nachtschwester rufen. Ich will klingeln, da öffnet sich die Tür, geht nach innen auf, öffnet sich weit. Kaltes Licht fällt vom Flur auf mein Bett. In der Tür steht eine Gestalt, kommt auf mich zu, nimmt mein Handgelenk, fühlt den Puls. Die Nachtschwester. Sie schüttelt mein Kissen auf. Ich seh auf die Uhr, es ist drei. Soll ich Ihnen was erzählen? fragt sie. Danke. Sie bringt mir eine Tablette. Um sechs Uhr ist Wecken.

Der Tag beginnt ganz normal. Ich wasche mich, geh

pinkeln. Sie machen das Bett. Um sieben Uhr bekomme ich zwei Spritzen. Ich werde apathischer. Der türkische Arzt sagt guten Tag, fühlt den Puls. Sind Sie auch da? Er nickt, Ich bin da. Es wird hell, ich schließ die Augen. Um halb neun höre ich Räder rollen, anhalten. Die Tür wird aufgestoßen, schlägt krachend gegen das Waschbecken. Entschuldigung, sagt ein Pfleger und schiebt seine Bahre vor sich her. Er schiebt sie seitlich an mein Bett. Ich will aufstehen. Nicht helfen, sagt er, ich mach das schon. Ich liege auf der schmalen Bahre. Er legt mir die Bettdecke über die Beine, zieht mir das T-Shirt aus und hilft mir in ein grünes, weites OP-Hemd. Dann rollt er mich hinaus. Ich seh noch den schwarzen Baum. Er zieht die Tür hinter sich zu. Fahrstuhl, Flur, halt. Eine Schwester nimmt mich in Empfang. Ich komme in den großen OP-Saal. Ich sehe eine Menge Leute mit Mundschutz, alle in Grün. Sie legen mich auf einen breiten Tisch, der eine Mulde hat. Ich schließe die Augen. Hallo, sagt eine Schwester. Sie ziehen mir das Hemd aus, legen mich anders hin, ziehen mich höher, decken mich mit Tüchern ab. Ich seh den Türken mit grünem Kittel, Mundschutz und grünem Stirnband. Eine Schwester pinselt das Operationsfeld ein. Gurte werden über mich gelegt, Schnallen angezogen, Instrumente neben mir ausgebreitet, zurechtgelegt, klirrend geordnet.

Guten Morgen, Herr Professor, sagt die Schwester neben mir. Guten Morgen.

Er beugt sich über mich. Ich sehe nur seine Augen. Kurzer Hals, sagt er dumpf hinter dem Mundschutz und faßt ihn an. Haben sie mich schon auf der Schule mit geärgert, sage ich. Soo, sagt er, die Lümmel. Es wird ruhig. Ich kann mit der rechten Hand meine Unterhose packen und bohr meinen Daumen in den Stoff. Die Spritze fährt hinein. Ich bieg den Kopf nach hinten. Tut das so weh, fragt er? Ich sage nichts. Er fährt mit der Spritze hin und her. Es wird taub. Das Warten ist vorbei, Herr Lentz, sagt er. Ich nicke. Er sagt was zu der Schwester, sie gibt ihm ein Instrument. Ich schließe die Augen. Ich fühle, wie bei der ersten Operation, Zupfen und Zerren am Hals. Ich bleibe also bei Bewußtsein. Klemme, sagt er. Ich fühle, wie was auf meine Brust fällt, da liegenbleibt. Es ist still, bis auf die kurzen Kommandos, die in Abständen kommen, und das Piepen des Gerätes, das die Herzströme aufzeichnet. Hier, sagt er, sehen Sie mal, das muß die Luftröhre sein. Meint er mich? Niemand antwortet. Plötzlich bekomme ich schlechter Luft. Ich bewege mich. Es ist die Luftröhre, sagt er. Ein stechender Schmerz in der linken Armbeuge, es wird schwarz, Wallen in den Ohren, hilf mir, lieber Gott, denk ich.

Das sieht ja scheußlich aus, sagt eine Frauenstimme neben mir, warum muß das denn aufbewahrt werden? Hier in Eppendorf ist das so, sagt jemand, es ist Vorschrift, wohl zum Präparieren. Es ist die Stimme des Professors. Er lacht.

Was ist los? Er ist wach, sagt der türkische Arzt. Sie rollen mich raus. Ist es vorbei? Ich kann nicht mehr durch Mund und Nase atmen, ein fremdes Gefühl. Es pfeift irgendwo unter dem Kinn, wenn ich atme. In den Aufwachraum, sagt jemand, nachher in sein Zimmer, wir haben die Intensivstation dort aufgebaut. Ja, gut. Sie schieben mich in ein kleines Zimmer. Eine

Schwester sitzt auf einem Stuhl, sieht kurz auf, strickt. Ich werde auf ein Bett gelegt, zugedeckt. Ein Fenster wird geöffnet. Ich friere. Neben mir stöhnt jemand. Ich bin noch nicht richtig wach, friere entsetzlich. Eine Frau beugt sich über mich, sagt, Atmen, Herr Lentz. Ich will was sagen, ein Fauchen kommt aus mir raus. Ich zittere so, daß das Bett vibriert. Sie legen eine zweite Decke über mich. Das Atmen fällt mir schwer, ich atme stoßweise, in Abständen, eine Weile gar nicht, dann gierig, mühsam. Mund und Nase sind unbeteiligt. Die Operation ist vorbei. Ich bin nicht glücklich, ich muß zu hart kämpfen. Immer wieder sagt jemand aus der Ferne, Atmen, Herr Lentz. Ich tu es widerwillig. Der türkische Arzt kommt rein. Ich freu mich. Er fühlt meinen Puls. Ich will was sagen, wieder das Fauchen. Atmen, Herr Lentz, sagt er. Wenn nur das Frieren nicht wäre. Ich bewege mich, hinter mir scheppert es. Ich fühle Schläuche, Plastikflaschen. Der Doktor setzt mir eine Sauerstoffmaske auf den Hals, tief atmen. Meine Nase tut weh. Ich faß dorthin, faß an einen Schlauch, der an einem Nasenflügel befestigt ist und in die Nase führt. Ich kann nicht schlucken, Speichel sammelt sich und läuft aus dem Mund. Er fühlt noch mal den Puls. Ich halte seine Hand fest, er macht sich los. Atmen, Herr Lentz. Es wird dunkel draußen. Licht geht an. Das Frieren wird etwas besser. Sie kommen gleich in Ihr Zimmer, sagt er. Sie rollen mich raus. In meinem Zimmer sind Apparate aufgebaut. Ein rothaariger Mann mit Bart im grünen Kittel ist im Zimmer. Seine feurigen Locken fallen ihm bis auf die Schultern. Das Bild fasziniert mich. Wer ist das? Er tanzt um die Geräte im Zimmer herum. Ich liege im Bett. Hier ist alles wärmer. Plötzlich ist mein Freund Konrad im Zimmer. Er spricht mit dem Rothaarigen. Der nickt. Konrad sagt was zu mir. Ich fauche. Der Rothaarige fühlt meinen Puls, saugt irgend etwas am Hals ab, beobachtet Geräte, sagt auch, Atmen, Herr Lentz, gibt mir Zellstoff in die Hand. Ich wische den Mund ab. Konrad erzählt irgendwas von einer Fälschung in Beirut. Wieso ist er nicht in New York, wo er sonst immer ist? Ich mach eine Schreibbewegung. Der Rote gibt mir Block und Bleistift. Ich schreibe zitternd, New York? Mit Fragezeichen. New York ist schön, sagt Konrad. Der Rote sagt was. Konrad gibt mir die Hand. Was will er hier? Atmen, sagt der Rote.

Plötzlich steht Astrid am Bett, sie ist bleich, steht ganz ruhig, sagt kein Wort, guckt nur. Der Rote sitzt jetzt auf einem Hocker neben dem Bett. Ich mach die Augen zu. Nachher ist sie weg. Ich muß pissen, kann aber nicht. Meine Blase tut weh, der ganze Unterleib schmerzt. Irgendwann kommt mein türkischer Freund, spricht mit dem Roten. Müssen Sie Wasser lassen? fragt er. Ich nicke heftig und lege beide Hände auf den Unterleib. Er holt einen Katheter irgendwoher, schlägt die Bettdecke zurück, streift die Unterhose herunter, nimmt meinen Schwanz in die Hand, schiebt die Vorhaut zurück, führt den Schlauch in die Öffnung und drückt nach. Der Rote hat eine große Flasche mit einer Skala in der Hand. Er hält sie tiefer als das Bett. Gelbe Flüssigkeit läuft durch den Schlauch in die Flasche. Sie füllt sich. Der Türke sieht auf die Skala. Er nickt zufrieden. Er zieht den Schlauch aus mir raus, zeigt auf meine Unterhose. Er sagt zu dem Roten, hat Unterhose zerrissen, hat er wohl bei OP gemacht, Schwester soll ihm neue geben. Er deckt mich zu, geht.

Ich bin erleichtert, dämmere vor mich hin. Jemand saugt etwas am Hals ab. Es ist der Rote. Das Licht ist aus, es brennt nur ein Notlicht. Er nickt mir langsam zu, nimmt ein Buch. Dann ist der Rote weg, eine Schwester sitzt auf dem Hocker, sieht mich an. Ich will husten, es geht nicht, tut nur weh. Sie steht auf, saugt mit einem Gerät am Hals herum. Sie tut es ungeschickter als der Rote. Ich kann den Speichel nicht schlucken, es sammeln sich Unmengen im Mund. Ich komme nicht an den Zellstoff, der auf dem Stuhl liegt. Ich fühl an den Hals, fühle den Verband und etwas Hartes, eine Kanüle, die im Hals steckt. Auf dem Flur wird es lauter. Hoffentlich ist die Nacht herum. Die Schwester redet auf mich ein. Sie nervt. Sie versucht, das Bett zu machen. Es geht so nicht. Ich kann nicht sprechen, will ihr sagen, sie soll mich in Ruhe lassen, nur Gezische und Gefauche. Sie zieht am Laken, zupft an den Kissen, rüttelt Decken auf, will um jeden Preis das Laken unter meinem Hintern glatt ziehen. Ich stehe einfach auf, taumle aus dem Bett, Plastikflaschen tanzen auf meinem Rücken. Sie schreit auf, Wo wollen Sie denn hin, um Gottes willen? Ich halte mich am Waschbecken fest, will schreien, böses Fauchen unter dem Kinn. Sie rennt raus, ein Arzt kommt, führt mich ins Bett.

Ich schreibe auf, Ich muß dringend Wasser lassen. Er gibt mir eine Spritze in den Schenkel. Die Schwester kommt mit einer Urinflasche, sie redet ununterbrochen, ich kann nicht pinkeln, kann mich nicht konzentrieren. Der Arzt gibt mir nach einer Stunde eine zweite Spritze.

Es wird hell. Die Schwester geht raus. Ich konzentriere mich nur auf Pinkeln, pinkeln können, sonst nichts. Das alte Mittel hilft. Ich denk an den Springbrunnen in Altona, denk an das Wasser, das plätschernd an den Pferden herunterläuft, in Kaskaden über die Riesen fällt. Ich pinkele langsam los, immer schneller, der Schmerz läßt nach, vergeht ganz. So leicht kann Glück sein. Der Arzt kommt mit einem Katheter. Nicht mehr nötig.

Claudia kommt. Sie setzt sich auf einen Stuhl und erklärt mir alles. Sie sagt alle Dinge, die jetzt wichtig sind und mir helfen. Sie kommen mit einer Plastikflasche mit Tee, hängen sie über mir auf und schließen sie an dem Nasenschlauch an. Es rinnt warm durch die Nase in meinen Magen. Der Durst läßt nach.

Der Professor kommt, sieht mich kurz an, geht wieder. Es ist Ruhe. Ich bin zum erstenmal seit der Operation allein. Der Baum vor dem Fenster grüßt, ich lebe. Nachmittags hängen sie wieder eine Flasche mit einer hellen Flüssigkeit auf. Nahrung, mir ist es egal, was es ist, ich schmecke ja nichts. Auch Medikamente kommen durch den Schlauch in den Magen. Die ersten Tage sind nicht einfach, die Nächte lang. Es bessert sich langsam, am dritten Tag kann ich mich waschen und rasieren. Ich seh nicht gut aus. Normal, sagt Claudia.

Am Sonnabend sieht mich der Professor gründlich an. Die geklammerte Wunde ist o.k. Er reißt mit einem Ruck zwei Schläuche aus der Wunde, die mit den Plastikflaschen auf dem Rücken verbunden waren, damit Wasser und Blut ablaufen konnten. Die Heilung beginnt. Am Montag bekomme ich Fieber. Sie werden unruhig.

Der Professor kommt, sieht sich die Wunde ganz genau an, Keine Entzündung, nein, sagt er. Vielleicht Lungenentzündung. Eine Schwester bringt mich zum Röntgen. Ich muß Fuß vor Fuß gehen, wie ein alter Mann. Die Schwester stützt mich. Röntgen, keine Lungenentzündung, die Lunge ist gut, Herr Lentz. Sie geben Spritzen. Das Fieber steigt auf 40,6. Sie setzen das Medikament ab. Es war nicht das richtige. Sie entschließen sich zu einem Antibiotika-Schub. Tag und Nacht im Abstand von vier Stunden zwei Spritzen in die Venen. Die Ärzte wechseln sich ab. Nachts geht plötzlich die Tür auf, und es steht wieder einer da mit der Spritze. Ich schlafe kaum noch, warte auf die Spritzen. Manche stechen daneben, stechen neu ein, ich kann keine Spritzen mehr sehen, kotze schließlich. Es geht aber nur intravenös, Herr Lentz. Sie schicken ihren besten Spritzer, einen sanften, leisen Mann, gutmütig, mit Brille, er spritzt schmerzlos, findet immer die Vene, streichelt, bevor er die Nadel ansetzt, die Armbeuge. Ich finde den am schlimmsten. Es hat sich bei Ihnen ein Spritzentrauma entwickelt, sagt der Professor. Es hilft schließlich, das Fieber sinkt, verschwindet aber nicht ganz, bleibt bei 37,5 bis 37,8 stehen. Der Allgemeinzustand wird erträglicher.

Wenn es so bleibt, können wir Donnerstag den ersten Schluckversuch machen, sagt der Professor. Das ist das Größte, wieder schlucken können. Dann verschwindet ja auch die Sonde, ich könnte wieder trinken, fühlen, wie Wasser über die Zunge gleitet, bald sogar wieder was essen? Natürlich, sagt er.

Donnerstag ist es soweit. Er kommt mit Claudia rein, geht zum Wasserhahn und füllt ein Glas mit Wasser. Er gibt es Claudia. Bitte, sagt er. Claudia kommt mit dem Glas. Ich fixiere das Glas. Sie reicht es mir. Sagt, Bitte! Ich nehme es, meine Hand zittert. Ich seh hoch, der Professor grinst, Claudia schaut mit offenem Mund zu. Ich trinke vorsichtig einen Schluck, das Wasser benetzt die Zunge. Ich schlucke. Es geht wie immer.

Wunderbar, will ich sagen, es faucht nur. Sie können das ganze Glas austrinken, sagt der Professor. Ich trinke es in großen Schlucken leer. Claudia lacht. Da bin ich immer gern dabei, sagt der Professor, morgen kommt die Sonde raus. Sie gehen. Ich kann den Speichel wieder runterschlucken, ein simpler Vorgang, der mir nie bewußt war.

Freitag morgen muß ich nach vorn in den Behandlungsraum. Der Professor ist da, ohne Kittel, im schwarzen Rollkragenpullover, grauer Hose. Er zerschneidet den Faden, mit dem die Sonde am Nasenflügel befestigt ist, zieht ihn mit einer Pinzette raus, packt die Sonde und zieht sie aus der Nase. Ich fühle, wie sie aus der Speiseröhre am inneren, oberen Rand der Nase entlanggleitet und raus ist. Er schmeißt sie in einen Eimer. Ich schüttele mich. Mittags bekomme ich Kartoffelbrei und Tee.

Am Montag morgen holt mich die Lehrschwester, die mit dem Telefon, wieder nach vorn. Wir entfernen heute die Klammern, sagt Dr. Balthus. Ich fürchte mich, es sind viele kleine Klammern, die tief in der Haut sitzen. Das merken Sie kaum, sagt er. Es kitzelt tatsächlich nur. Der Verband wird nicht erneuert, es heilt so besser. Er löst eine Schnur im Nacken und nimmt die Kanüle raus, die mir im Hals steckt und die Öffnung am Hals, meine Luftröhre, offengehalten hat, damit sie nicht zuheilt. Ich muß husten und halte die Hand vor den Mund. Er lacht. Sie müssen nun die Hand nicht mehr vor den Mund halten, sagt er, da passiert ja nichts mehr, höchstens da, er zeigt auf meinen Hals. Ich versteh ihn nicht.

Ich geh durch den langen Flur zum Zimmer zurück und bedecke mit dem Kragen des Bademantels den Halsbereich. Ich schließe die Zimmertür und trete vor den Spiegel. Der Bademantel klappt auf, ich schreie. Es kommt nichts als das Fauchen. Mein Mund ist weit offen, aber es kommt kein Ton. Der Hals ist zernarbt, die Narben wulstig und rot. Sie ziehen sich an beiden Seiten zum Ohr hoch, so, als hätte man dort etwas aufgeklappt. Etwas tiefer, in der Halsgrube, ist ein Loch. Es ist so groß wie ein Markstück. Es ist blutig. Ich sehe in meine Luftröhre, die nach außen verlegt worden ist. Dort hole ich nun Luft, ungefiltert durch Mund, Rachen oder Nase geht's dort in die Lunge. Ich halte Mund und Nase zu und kann trotzdem atmen. Im Profil fehlt der halbe Hals. Die Rundung, der langsame Übergang vom Kinn zum Hals ist weg, es ist jetzt eckig, fast wie ein rechter Winkel. Aus, denke ich, so wie du aussiehst, sehen alle Leute sofort weg, grauenhaft, kein Schlag mehr bei Frauen, nicht mehr sprechen können. Verzweiflung ist da, Selbstmitleid will aufkommen, ich winde ein Handtuch um den Hals und geh ins Bett und heule. Was wird Astrid sagen? Sie bringt mir am anderen Tag weiße Leinentücher, die ich nun wie ein Flieger um den Hals trage. Es muß Leinen sein, Seide zieht sich beim Atmen in die Öffnung hinein.

Am Dienstag abend erklärt mir der Professor umständlich, daß er noch bestrahlen lassen will. Ich bin deprimiert, es hört nicht auf. Wie oft? Das sagt uns der Radiologe. Sie bringen mich zur Radiologie. Professor Fabian begrüßt mich wie einen alten Freund. Ich sitze zusammengesunken auf dem Stuhl vor seinem Schreibtisch. Mein Professor Kretschmer ist auch da. Es hat ihn doch mitgenommen, sagt Professor Fabian, er sieht ganz anders aus. Ja, natürlich, sagt Kretschmer. Ich sitze und schweige. Herr Lentz, sagt Professor Fabian, wir bestrahlen doch nur prophylaktisch, fünfzehnmal, Sie sind doch ein alter Hase.

Sie röntgen mich und machen eine Computertomographie. Damit stellen sie fest, ob Metastasen in Hals, Bronchien oder Lunge sind. Ich muß nicht lange warten, das macht mich schon stutzig. Wie damals der blinde Junge, denke ich. Ich liege mit hinter dem Kopf verschränkten Armen auf einem Tisch, der langsam vorwärtsrückt. Er rückt mit mir durch eine Öffnung. Über mir saust in der Öffnung im Halbkreis eine Kamera hin und her, macht die Bilder. Ich erfahre nichts.

Wenn das Fieber ganz weg ist, werden Sie Donnerstag entlassen, dann können Sie sich vor den Strahlen noch erholen, sagt mein Professor. Ich schlage nach dem Fiebermessen das Thermometer, das auf 37,6 steht, auf 36,8 herunter. Sie sind zufrieden. Sie können Donnerstag erst mal raus. Astrid holt mich ab. Ich grüß meinen Baum draußen und geb allen Schwestern die Hand. Ich komme wieder, Claudia, schreibe ich auf, mit einer Torte.

Ich möchte sofort in ein Lokal, bitte ich Astrid

schriftlich. Ich möchte gesunde Menschen sehen und etwas essen, das es im Krankenhaus nicht gibt. Außerdem möchte ich Bier trinken, zwei große Bier. Ich esse dicke Bohnen mit Speck und trinke das Bier. Astrid bestellt. Wir fahren nach Hause. Ich kann am Fenster stehen und in den Garten sehen. Am Freitag gehe ich an der Elbe spazieren. Ich sehe den Schiffen zu, die vorübergleiten, es sind Eisschollen auf dem Fluß. Jemand fragt mich nach dem Weg. Ich erschrecke. Ich zeige auf meinen Hals und zucke mit den Schultern. Er sagt, Entschuldigung, und geht weiter. Er sieht sich um.

Am Samstag morgen beginnt ein schlimmer Schneesturm. Ich stehe wieder am Fenster und starre in die Flocken, die vom Wind gepeitscht waagerecht durch die Luft fliegen. Es zwickt am Hals. Argwöhnisch schau ich im Spiegel nach und erstarre. Ich sehe eine rote Stelle. Fieber setzt ein. Am Abend 39,8. Der Hals ist dick und entzündet, es pocht wieder. Ich muß ins Krankenhaus. Bei dem Wetter will uns keine Taxe fahren. Astrid erklärt die Notlage und bietet mehr Geld. Es kommt jemand. Der diensthabende Arzt entnimmt mit einer Spritze Flüssigkeit aus dem entzündeten Hals. Ich kann jetzt nichts anderes machen, sagt er, und verschreibt mir was. Sie sollten hierbleiben, falls es schlimmer wird, wir... Ich weigere mich, fahr auf eigene Gefahr wieder nach Hause und geh ins Bett.

Am Montag morgen bin ich um neun Uhr beim Professor. Ich komm sofort dran. Wir müssen punktieren, sagt er. Die erste Nadel bekommt er nicht rein, er nimmt eine dünnere, sticht sie von der Seite in den Hals, zieht was ab, wiederholt den Vorgang mehrmals. Ich fühle

Erleichterung. Verband um den Hals, bis morgen. Am anderen Tag punktiert er wieder. Er spritzt Antibiotika direkt in die Entzündung. Die Tabletten sind ganz sinnlos, sagt er, die setzen wir ab, die helfen Ihnen nicht. Dann sagt er, die Entzündung war natürlich schon länger da, deshalb wollte das Fieber auch nicht runter, Sie haben das Fieberthermometer manipuliert, oder? Ich nicke. O. k., sagt er, ab nach Haus.

Er beobachtet vierzehn Tage täglich den Hals und spritzt Antibiotika, bis Besserung da ist. Endlich. Am Aschermittwoch ist mein erster Strahlentag. Schweren Herzens steige ich die Treppen hinab und komme in den Bunker. Erster Warteraum, Herr Lentz. Alles wie gehabt. Ich warte drei Stunden. Der Professor Fabian stellt mich selbst ein. Er setzt mir einen großen Kasten über die Öffnung am Hals. Das obere Mediastinum, Herr Lentz, sagt er. Da wollen wir hin. Die Schwester kommt mit der Farbe und fährt mit dem Pinsel um den Kasten herum. Ich hab meine roten Streifen wieder. Sie setzen den Kasten ein. Ich liege diesmal auf einer Gummimatte, die mit weißem Papier abgedeckt ist. Sie schieben das Gerät über mich. Ich muß den Kopf weit nach hinten biegen. Das Gerät senkt sich. Der Kasten drückt auf meinen Hals. Sie gehen raus, pfeifend schließt sich die Tür, und röhrend dröhnt die Strahlenmaschine los. Dann bis morgen, Herr Lentz, um vierzehn Uhr. Am fünfzehnten Tag platzt die Haut auf. Schluß. Ich kann nach Haus. Einige Tage später huste ich Blut. Zur Nachuntersuchung. Ja, die Schleimhäute sind verletzt, das gibt sich, regeneriert sich, sind ja keine Sonnenstrahlen, nein.

Nächste Woche komme ich zum Logopäden. Ich muß die Oesöphagus-Sprache erlernen, ich will diese Sprache lernen, diese Speiseröhrenstimme können. Der Logopäde ist wieder eine Frau, eine andere, jüngere. Ich schreibe auf, Ich will die neue Sprache erlernen, ich möchte nicht mit dem Gerät sprechen. Nein, Herr Lentz, sagt sie, zuerst müssen Sie die Sprache mit dem Sprechgerät lernen, es kann ja sein, daß Sie die Speiseröhrensprache niemals erlernen, das kann nicht jeder, das können höchstens dreißig bis fünfzig Prozent der Kranken. Ich will das Sprechgerät nicht. Es liegt vor mir auf dem Tisch, grau und silbern, mit einem Knopf an der Seite, klobig, Servox-Sprechhilfe steht drauf. Wenn man auf den Knopf drückt, gibt es einen schnarrenden Ton. Die Logopädin hält es an ihren Hals und bewegt die Lippen. Das Gerät schnarrt los, ich kann sie verstehen. Entsetzlich, unmenschlich, wie ein Roboter, schreibe ich auf. Ist doch besser, als schreiben, sagt sie. Nein. Tun sie es mir zu Gefallen, sagt sie, nur ein einziges Mal. Ich tu es. Sie lächelt. Man los, sagt sie. Am anderen Tag «spreche» ich «perfekt» mit dem Gerät. Ich spreche dem Professor vor, lese wieder aus seinem Märchenbuch. Er sieht hoch, Absolut perfekt, sagt er, Donnerwetter, Sie sollten damit vor Ihren Kollegen sprechen, ich meine vor einer Gruppe, die das noch nicht können. Ich spreche vor einer Gruppe Kehlkopfloser. Sie starren mich an. Ich will weg.

Ich will diese andere Sprache lernen, schnarre ich am anderen Tag zu meiner Logopädin. Sie besänftigt mich, erzählt mir, wie sie funktioniert, was man tun muß, damit man's kann. Man muß Luft schlucken, sagt sie, in die Speiseröhre hinein, den Mund voll Luft nehmen und runterschlucken, dann die Luft wieder hinauslassen, und alles so tun wie früher, als Sie noch richtig sprechen konnten. Es hört sich einfach an, sagt sie, aber es ist schwierig, wir wollen mal sehen, sagt sie, vielleicht fangen wir nächste Woche damit an, erst mit einfachen Wörtern, einsilbig, und dann so weiter. Sie dämpft meinen Optimismus. Was für einsilbige Wörter, frage ich mit dem Gerät. Nicht zu Hause etwa schon irgendwie üben, Herr Lentz, das wäre ganz verkehrt, dann lernen Sie's nie. Ja, nein, sagt sie, in, an, oft, Obst. Obst, sage ich rülpsend und wild, es fährt so aus mir raus. Ich erschrecke mich selbst. Was war das denn, fragt sie und sieht mich fassungslos an. Trinken Sie mal 'nen Schluck, sagt sie und deutet auf eine Flasche Mineralwasser. Ich trinke. Noch mal, sagt sie, Obst. Ich sage Obst. Es kommt wieder so. Das hab ich noch nie gehört, sagt sie, noch nie so schnell und so klar. Sie holt den Professor. Obst, sage ich, und gleich noch mal, Obst. Er nickt anerkennend, erstaunlich, sagt er, Naturtalent. Abends kann ich schon ja, nein, oft, Obst, in, an. Der Hals tut weh. Bis morgen Ruhe, sagt sie, nicht übertreiben, das gibt böse Verspannungen. Zu Hause warte ich auf Astrid. Sie kommt. Als sie ihre Tasche in der Küche absetzt, schlucke ich Luft und sage Obst. Hab ich nicht, sagt sie, ich hab Fleisch und... Obst, sage ich. Sie sieht hoch und erstarrt. Sie faßt sich an den Hals und weint.

Ich lerne zweisilbige Wörter, Fenster, Bücher, Boden, Häuser. Es wird komplizierter, schließlich Treppengeländer, Fußballspieler, Fernsprechanlage, Unternehmungslustiger. Ich übe zu Hause, bis ich nicht mehr kann. Ich spreche Sätze. Ich spreche Sätze für mich alleine, stundenlang. Ich kann Ihnen nicht mehr helfen, sagt die Logopädin. Ich spreche mit Astrid. Ich muß nun nicht mehr so oft ins Krankenhaus, ich muß in vier Wochen erst wieder zur Nachuntersuchung.

Ich bin nun viel allein zu Haus. Ich wage mich nicht unter Menschen. Ich wage nicht, außerhalb des Hauses zu sprechen, verstecke mich. Ich stehe stundenlang am Fenster, sehe hinaus und beobachte, wie es Frühling wird. Was mein Baum wohl macht? Ich habe Depressionen, ich wehre mich, kämpfe dagegen an, sie kommen immer wieder, in Schüben.

Es ist Ende Mai, es ist Donnerstag. Die Sonne strahlt. Ich binde meinen Schal um, stecke Geld ein und geh aus dem Haus.

Ich gehe zum Bäcker in der Bahnhofstraße, dort ist es immer besonders voll. Ich stelle mich in die Schlange. Ich bin dran. Das Mädchen sieht mich an. Ja, bitte, sagt sie. Ich schlucke Luft. Ich möchte gern ein Brot, sage ich, schlucke Luft, das da, Lüneburger. Es wird totenstill im Laden. Mein Herz klopft. Vier zwanzig, sagt sie ganz normal und schiebt es mir über die Theke zu. Ich lege das Geld hin. Wiedersehen, sagt sie und wirft es in die Kasse. Ich geh mit dem Brot unter dem Arm nach Hause.

Hier liegt ein Brot, sagt Astrid abends.

Ja, sage ich und schlucke Luft, vom Bäcker.

Sie kommt und nimmt mich in den Arm.

III.
Wochentage

Es geht also mit der neuen Stimme. Wenn ich nicht sprechen muß und einen Schal trage, weiß niemand, was ich habe.

Morgens treffe ich den Hauswirt im Flur. Er grüßt steif und starrt mich angstvoll an. Tapfer bleibt er stehen und fragt, wie es mir geht. Er weiß natürlich alles. Ich beginne zu sprechen, schlucke Luft und lege los. Es klappt ganz gut. Er weicht bis zur Wand zurück. Versteht er mich nicht? Nein, er versteht kein Wort, er antwortet falsch. Ich verkrampfe, krieg die Luft nicht mehr runtergepreßt, gluckse nur, hab zu wenig Luft, um Worte bilden zu können. Ich warte, bis es besser wird, schlage auf meine Brust, um mich zu entspannen und schlucke wieder Luft. Ich muß schnell noch was besorgen! ruft er und macht, daß er die Treppe hochkommt, läuft wie von Furien gehetzt, fluchtartig. Der ist schwerhörig, denke ich, man mußte ja früher schon so mit ihm schreien.

In der Wohnung bin ich allein. Astrid ist schon früh zur Arbeit gefahren. Ich versuche zu lesen, es geht nicht. Ich renne unruhig herum, lege Dinge woanders hin, nehme sie wieder auf, verstecke sie und suche später danach. Ich schalte das Fernsehen ein. Es rauscht, und der Ton kommt. Zwei Männer unterhalten sich. Die Scheibe flimmert und gibt dem Raum bleiches Licht. Undeutlich sieht man die Männer. Das Bild zieht an und wird klar. Die Kamera schwenkt von den Männern weg. Es ist in einem Krankenhaus. Auf einem Leuchtband sieht man die Aufzeichnungen der Herzaktionsströme eines Patienten. Er liegt auf einer Liege und blickt an die Decke. Auf dem Bildschirm wird das Zackenmuster der EKG-Kurve in Großaufnahme gezeigt. Jemand spricht dazu. Man kann den Kopf in einem Kasten oben im Bild sehen. Nach dem Schnitt kommen wieder die Männer. Einer hält ein Mikro hin und nickt zu den Worten des anderen. Der Patient steht neben seiner Liege und guckt an die Wand. Seine Arme hängen schlaff herunter. Dann macht er Kniebeugen und streckt die Arme waagerecht aus. Die Handflächen zeigen nach unten. Die Männer und eine Schwester mit Haube sehen zu. Der Patient atmet schwer. Ich drücke die Aus-Taste. Meine Handflächen sind naß.

Astrid ist endlich gekommen. Sie erzählt von ihrem Tag. Ich ertappe mich dabei, daß ich nicht zuhöre. Ich höre hin, bin wieder weg. Später ist sie im Bad. Wasser rauscht, sie badet. Ich denk an nichts Böses. Erst, als sie abgeschminkt in ihrem flauschigen Bademantel aus dem Bad kommt und beginnt, aus einem Fläschchen hellroten Nagellack auf Finger- und Fußnägel zu pinseln, schwant mir Düsteres. Davor hatte ich Angst, die ganze Zeit schon Angst. Ich seh ihr bei der Arbeit zu. Sie arbeitet sorgfältig, pinselt und pinselt, nimmt ab und zu eine Hand hoch und betrachtet ihr Werk. Sie scheint zufrieden zu sein. Sie streicht sich die Haare aus der Stirn und lächelt mich freundlich an. Ich faß an meinen Hals. Wie soll das denn gehen? Geht das? Davon hatte mir niemand ein Sterbenswörtchen gesagt. Was ist denn, wenn ich so fauche? Ich fauche ja schon bei der kleinsten Anstrengung. Was wird sie sagen? Ist dann alles aus? Stört sie das, wenn ich so fauche? Bestimmt wird sie das stören, jeden stört das. Sie schraubt das Fläschchen mit dem Nagellack zu und schüttelt es. Sie ist fertig, warum schüttelt sie es hinterher? Sie lächelt und schüttelt weiter. Ich bin irritiert, habe Angst. Draußen kräht ein Hahn. Ich spring auf. Was soll das sein? Es ist elf Uhr nachts. Aber es kräht. Verrückt, denk ich und geh ins Bad. Als ich im Bad bin, kräht wieder der Hahn. Er kräht im Fernsehen, verdammt noch mal.

Astrid sitzt auf dem Bett und betrachtet wieder ihre Nägel. Ich krabbele unter die Decke. Sie nimmt ein Buch und blättert darin. Sie liest nicht. Ich liege ruhig. Sie läßt das Buch fallen und verschränkt die Arme hinter dem Kopf. Dann pfeift sie etwas. Ja, sie spitzt die Lippen und pfeift ein Lied. Ich kenn das Lied. Ich bewege mich nicht. Nun schlägt sie unsere Bettdecke so weit zurück, daß ich meine Beine sehen kann. Es ist mir peinlich. Ich seh an mir herunter und finde meine Beine zu weiß. Sie hat ein langes, blaßblau besticktes Nachthemd an. Sie deckt uns zu. Ich fühle die Wärme ihres Körpers durch die Decke. Ich gähne.

Wie alt war Dein Bruder, als euer Vater pensioniert wurde?

Fünfzehn, glaube ich, warum?

Nur so, sagt sie, noch jung.

Hm.

Nun kuschelt sie. Sie tut das wie immer, wie früher. Ihr Atem ist sympathisch. Ihre Hand gleitet an meinem Bein entlang, fährt über mein Knie zum Oberschenkel. Ich zucke zusammen. Es ist das erste Mal nach der großen Operation.

Was ist denn? fragt sie.

Ich denke an das Fauchen, huste, es faucht. Sie beugt sich etwas zurück.

Ruhe, sagt sie, ist nichts los.

Ja.

Ist nichts los, sagt sie wieder, und noch mal, ist doch nichts los.

Eben, sage ich.

Es ist hell, als sie mir Kaffee an das Bett bringt. Der Hund steht vor dem Bett und staunt. Er kratzt auf dem Boden herum und knurrt, als ich ihn mit der neuen Stimme anspreche. Es ist sechs Uhr. Astrid steht in der Küche und wäscht ab. Sie spült die Teller und raucht. Die Zigarette steckt zwischen ihren Lippen und qualmt. Ein langes Stück Asche fällt in das Spülwasser.

Morning, sage ich.

Morning, sie nickt.

Ich setze mich auf den niedrigen Tisch in der Ecke, der ein Sitzplatz ist und auf dem Kaffeedosen, Filterpapier, Essig und Öl, Pfeffermühle und Salztopf stehen. Wir quatschen, erzählen uns etwas über Freunde, ziehen über Hanne, Plüschi und Susanne her, ich spiele mit dem Hund.

Astrid muß gehen, sie arbeitet. Sie küßt mich flüchtig auf die Wange, blickt hoch und fixiert mich. Sie sieht ernst aus. Dann schmunzelt sie und geht. Ich seh ihr durch das Küchenfenster nach. Sie steigt in ihr Auto und blickt nicht rechts noch links. Ich steh weiter am Fenster und seh, wie die Morgenröte hochsteigt. Ich geh ins Wohnzimmer und überlege, ob es schöner ist, zur Arbeit zu fahren oder am grauen Wohnzimmerfenster zu stehen. Das Wohnzimmer liegt der Küche gegenüber auf der Westseite des Hauses. Hier ist die Morgenröte noch nicht einmal zu ahnen. Ich erinnere mich an ferne Tage, als ich mit dem Fahrrad zur Arbeit fuhr, und wie glücklich ich war, wenn ich im Sommer der aufgehenden Sonne entgegenstrampelte. Ich fuhr früh zur Arbeit. Manchmal sah ich, wie Tennisspieler auf dem roten Sandplatz sich ihre Bälle schon zuschlugen, beneidete sie, war aber viel zu jung, um richtig neidisch zu sein, und freute mich im Weiterfahren auf die Arbeit mit dem Holz und auf das raschelnde Geräusch, das die Säge machte, wenn sie die Baumstämme in Bretter schnitt. Damals arbeitete ich an einem Gatter. Ich habe nun den Geruch des frisch geschnittenen Holzes in der Nase und unterscheide begeistert Kiefer von Eiche.

Der Hund springt mich von hinten an. Er will raus. Jetzt, nach der Operation, kann ich nicht mehr riechen, oder nur sehr wenig. Zum Riechen muß Luft durch die Nase kommen und nur manchmal, bei Zugwind, oder wenn ich mir mit der Hand Luft zur Nase fächele, rieche ich etwas. Aber man vergißt Gerüche nicht und hat sie parat, wenn man sie braucht. Das ist ein guter Trost, denke ich und greif mir die Leine.

Später sitze ich im Garten und seh mich um. Es wird Abend. Astrid kommt und kommt nicht. Ich sehe aus dem Fenster in die Dämmerung. Krähen setzen sich auf die Spitzen der schlanken Birken im Garten und versuchen flatternd, das Gleichgewicht zu halten. Ihre Kumpane wandern wie ziellos über den Rasen. Sie nicken schwerfällig beim Gehen. Sie hacken aufeinander los, wenn sie sich begegnen, krächzen und springen flügelschlagend zur Seite. Der Rasen wird dunkel und verliert sein Grün. Die Krähen sind unruhig geworden. Sie bewegen sich schneller. Eine fliegt überraschend los. Die anderen lugen schräg nach oben, ducken sich, stoßen sich vom Boden ab und ziehen steil hoch, an den Tannen vorbei, weiter, im Schwarm zum Fluß hinunter. Sie treffen sich dort abends. Sie kommen aus allen Richtungen zu ihren Bäumen. Die Pappelreihe sitzt voller schwarzer Vögel. Wenn ich auf die Fensterbank steige, kann ich die Bäume sehen, und mit dem Glas beobachte ich das Gerangel auf den Ästen. Die zwei auf den Birken sind noch da. Sie hocken inzwischen ruhig auf den durch ihre Last rundgebogenen Zweigen, verharren vor dem blaßblauen Himmel.

Eine schwarze Kralle schließt sich um meinen Hals. Sie drückt mir die Kehle zu, will es jedenfalls. Es ist nichts, denke ich, nein, ich hole meine Luft woanders, keine Chance, meine Kehle ist ja weg, nicht mehr da. Ich will lachen. Es vergeht mir. Ich würge, Lippen und Kinn beginnen zu zittern, flattern hilflos. Meine Nase läuft. Ich werf den Kopf in den Nacken und renn ins Bad. Ich wasch mir das Gesicht. Ich höre den Schlüssel im Schloß. Astrid kommt. Sie starrt mich an.

Du hast geweint, sagt sie, warum hast du geweint?

Sie sieht bekümmert aus.

Ich weiß nicht, sage ich, wenn ich es wüßte, hätte ich vielleicht gar nicht geweint. Es kam von selbst.

Aha!

Sie geht sinnend hinaus. Ich wasche weiter und versuche, das Handtuch zu kriegen, grapsche und grapsche, finde es nicht.

Als ich im Krankenhaus lag, konnte ich nachts alles finden, ohne Licht. Als ich dachte, ich kratze ab, konnte ich alles prima finden. Ich streckte die Hand aus und hatte es. Es war da. Ein Griff, und es lag in meiner Hand. Niemand legte mir damals was zurecht.

Nach dem Abendbrot fragt Astrid unvermittelt: Gibt es eigentlich auch junge Kehlkopflose? Ich meine, haben die Krankheit manchmal auch Jüngere?

Nein, sage ich, Jüngere nie, ich kenn einen, der war dreißig, der hat's schwer, der ist nicht verheiratet und kann nur mit dem Gerät sprechen, spricht gut damit, aber Weiber, nee.

Wie kommt das?

Ich weiß auch nicht. Weiber wollen den nicht.

Komisch.

Sehr komisch.

Das Blut steigt mir zu Kopf. Ich werde rot, huste und fauche.

Nachts werde ich um drei wach, wie immer. Irgend etwas ist passiert. Was Neues. Ich weiß noch nicht, was, aber es ist was passiert. Es muß was Gutes sein, denn ich fühle mich glücklich, frei und sehr hungrig. Ich steh auf und guck in den Spiegel im Flur. Mein Haar sitzt, als hätte ich es gekämmt. Die Haut ist rosig durchblutet, tadellos. Ich lache, grinse, mach Fratzen. Auf dem Kalender in der Küche ist es Mittwoch. Ich mache mir Kaffee, schneide eine dicke Scheibe Brot ab, streiche Butter darauf, zögere, eß das Brot und trink ein Fläschchen Bier dazu. Ich laß den Kaffee stehen. Da geht schleichend die Tür auf, Astrid erscheint mit wirrem Haar. Sie steht im dunklen Rahmen. Sie sieht ratlos aus und tippt sich an die Stirn.

Es ist drei, sagt sie.

Ich weiß, sage ich und kaue.

Geh bitte ins Bett, sagt sie, komm, tu mal.

Hör mal, rülpse ich, irgend etwas ist passiert, was Angenehmes, irgendein ganz neues Gefühl ist da, wie noch nie, wie noch nie im Leben. Sie schaut auf das Bier in meiner Hand.

Nein, sage ich, nicht das. Wie noch nie im Leben.

Ja, sagt sie, ich weiß.

Nun verdrückt sie sich.

Als ich wach werde, liege ich im Bett. Das Gefühl ist noch da. Die Hände sind zufrieden auf der Bettdecke gefaltet.

Ist das Gefühl noch da? Ich meine, das Gefühl wie noch nie im Leben?

Ja, sage ich, ist noch da.

Schön, sagt sie, dann mach Kaffee.

Ich steh auf und mach Kaffee.

Ich gieß ihn auf. Als das kochende Wasser in den Papierfilter läuft, riech ich den Geruch so wie bei dem Holz. Kaffee riecht gut, er schäumt in dem Filter, er läuft am Rand hinunter. Er rinnt über den Rand. Ich gieß ihn in die Tassen. Es schillert. Als ich Milch hineintue, löst sich alles wie in einem sanften Nebel auf.

Ich rufe Astrid. Ich weiß nicht, was ich habe, übergangslos bin ich froh. Ich lebe! Ist es das? Ich atme ein. Noch mal. Der Brustkorb wölbt sich wie früher. Gott sei Dank. Kein Stück atme ich durch den Bauch, kein bißchen Zwerchfell, wie es die Logopäden leiden mögen. Ich atme, atme, unten durch das Loch atme ich, wie denn sonst? Das klappt doch.

Ich jauchze. Ich jauchze, so gut es geht. Und dann, wie aus dem herabfallenden, stachligen Ding einer Kastanie die Frucht springt, mach ich einen Satz und bin im neuen Leben.

Astrid und der Hund kommen im Galopp in die Küche.

Was war das? fragt sie.

Was?

Dies Geräusch, dies Gegrunze.

Ich hab gejauchzt, wenn du das meinst.

Gejauchzt? Vor Freude, oder warum?

Ja, vor Freude, über den neuen Tag.

Gestern sah's noch anders aus.

Gestern war Dienstag.

Natürlich, und nach Dienstag kommt Mittwoch.

Eben, sage ich, heute ist Mittwoch.

Ach so, sagt sie und geht weg.

Ich renn hinter ihr her und falle über den Hund. Der jault.

Stiesel! sagt sie. Paß doch auf, wo du hintrittst, was ist denn eigentlich los?

Mittwoch, sage ich.

Sie bleibt stehen und stemmt die Hände in die Seiten.

Paß mal auf, sagt sie, wenn...

Ich heb die Hand. Ich zeige mit dem Zeigefinger auf meine Lippen.

Jawoll!

Sie sieht erst an die Decke und dann auf meinen Mund.

Sieht hübsch aus, sagt sie, erstklassig, ganz ungewohnt, krüppelhaft.

Mittwoch, sage ich beschwörend und artikuliere vorsichtig. Ein Tag, ein neuer Tag, kein beliebiger Wochentag, der Anfang, verstehst du?

Klar, sagt sie, versteh, der Anfang von was?

Von allem, ein Mittwoch.

Hau ab mit deinem Mittwoch, sagt sie, ich hab keine Zeit für so was, geh weg.

Wiedersehen, sage ich und helfe ihr in den Mantel.

Fang nicht an zu spinnen, sagt sie und legt mir beschwörend einen ihrer Finger auf die Lippen. Na gut.

Ich muß nicht mehr los, ich nicht mehr, ich habe Zeit bis in die Puppen. Ich möchte singen. Ich habe gern gesungen. Heute singe ich mein Lied in Gedanken. Ich hätte nie gedacht, daß das geht. Ich denk mir noch ein zweites Lied und putz mir dabei die Zähne. Jetzt will ich aber auch weg. Der Hund schläft. Ich rassel mit dem Schlüsselbund, und er kommt angesprungen. Wir gehn auf Tour.

Wir wohnen an der Unterelbe, drei Minuten vom Fluß. Wir wohnen in einem Haus mit Garten. Hier ist der Fluß schon breit, bestimmt zwei Kilometer. Mitten im Fluß liegt eine Insel. Der Hanskalbsand. Die Insel ist lang, schmal, sandig und mit Sträuchern bewachsen. Dort möchte ich Robinson Crusoe sein, allein, aber auch nicht weit weg, erreichbar. Am Tage sieht man den Strom hinter der Insel wie einen hellen Strich. Ich war hauptsächlich wegen des Flusses zurückgekommen. Im Grunde, ja.

Der Hund bellt, als er nun das Wasser sieht. Es ist acht Uhr. Als ich um die Ecke komme, seh ich den Harker. Oben auf dem Elbwanderweg harkt er mit dem breitgefächerten Drahtbesen wie immer. Er hat den Handwagen mit dem blauen Müllsack dabei und spießt mit einem Stock Papiertaschentücher und liegengebliebene Zettel auf. Es ist angenehm, auf das Geharkte zu treten, ohne daß jemand schreit. Ihm ist das schnuppe. Er grüßt und harkt. Manchmal hat er seine Frau mit. Sie treibt ihn an. Mach dies, mach das. Sie plant, hat's eilig. Er kommt ganz durcheinander. Sie will schnell fertig sein, hat viel mehr für ihn zu tun, andere Arbeit. Das Geharkte sieht dann flüchtig aus, oberflächlich. Aber heute ist er allein.

Was ist denn für Wetter? Der Fluß schimmert wie angelaufenes Silber. Er sieht aus wie der Himmel, spiegelt ihn wider. Der Himmel ist grau, nichts von Blau zu sehen. Außer dem Harker ist niemand da. Sein Gekratze beruhigt. Ich komme zu meiner Sitzbank. Sie liegt versteckt nahe am Steilufer und ist von einer Ligusterhecke umgeben. Ich setze mich und blicke auf den Fluß. Ich höre, wie eine Frau einen Läufer ausschlägt. Ist es eine Frau? Ich dreh mich um. Eine Tür klappt. Dann sehe ich das Polizeiboot in Graublau. Es fährt die Elbe rauf und runter, hin und her, wie ein Wachhund an der Kette. Es ist auf Patrouille, gepflegt, immer proper. Gott sei Dank habe ich heute meine Flasche nicht mit. Ich brauche sie nicht. Ich seh wie in einem Spiegel, daß es schrecklich aussieht, wenn ich sie mithabe, sie ansetze und daraus trinke, hier für mich allein, versteckt auf meiner Bank. Ich denke auch daran, wie der Hund mich ansieht, wenn ich sie aus der Manteltasche nehme und zitternd zum Munde führe.

In den Bungalows hinter mir werden die Wohnungen frisch gemacht. Staubsauger heulen, Betten liegen im Fenster, Radios laufen, alle haben das gleiche an. Nun meldet sich das Verkehrsstudio. Die Männer sind in er Stadt. Manchmal begegne ich einer dieser Frauen aus den Bungalows, wenn sie den Hund ausführt oder wenn sie ihre Katze mit dem Glöckchen zum Scheißen bringt. Alle können schlecht guten Morgen sagen. Sie sehen mich an, als hätte ich etwas Unanständiges gesagt, so, als wenn dieser Gruß etwas Ordinäres an sich hätte und sie sich schämen müßten. Will der was? Ich will nichts. Guten Morgen. Den Harker grüßen sie gar nicht. Ich gebe nicht auf, weiß der Himmel, warum sie so dämlich tun.

Nun treffe ich den Zahnarzt mit seinem Dackel. Er ist schon etwas steif, der Zahnarzt, sein Hund springt ganz lebendig. Er hebt die Hand zum Gruß, weil er weiß, wie ich spreche, er will mich schützen. Als ich ihn kennenlernte, hielt er immer seinen Zeigefinger an die Lippen.

Nun schreit er hallo, er schreit nur mit mir, er denkt wohl, wenn der nicht sprechen kann, kann er auch nicht hören. Er winkt dabei.

Was kochen Sie denn heute? schreit er.

Ich?

Ja, Sie.

Seh ich so aus, als ob ich koche? Bin ich denn hier der Rentner? Kann er nicht was über Weiber fragen? Nein, er fragt über Essen.

Los! schreit er, was haben Sie denn heute Schönes auf der Pfanne, mein Lieber? Was haben Sie denn zu Hause?

Mangold und Rumpsteak, sage ich.

Mangold, flüstert er nun, Mangold? Kann man das essen? So hieß doch meine erste Frau, was ist das denn?

Spinat, sage ich, wie Spinat.

Hört sich aber wie'n Frauenname an.

Schmeckt auch so, sage ich, prima mit brauner Butter.

Delikat, sagt er, kann ich mir vorstellen, mit brauner Butter. Gut, aber nicht soviel sprechen, still sein, schweigen.

Ahoi! ruf ich.

Ja, mein Lieber, schreit er wieder.

Dann bin ich bei der Post neben dem Witwenheim, und die Verkäuferin in der Bäckerei guckt verstohlen über das beschlagene Fenster hinter mir her. Sie kennt meine Stimme vom Brötchenholen. Der Getränkemarkt hat geschlossen. Ich lege die Leine mit dem Hund daran über einen Jägerzaun. Der Hund setzt sich hin, legt den Kopf schief und sieht hinter mir her. Er ist verzweifelt. Ich gehe zu dem neuen Schlachter, der alte Schlachter hat zugemacht.

Nee, Herr Lentz, hatte er gesagt, bei den Mieten, und die paar Jahre noch, sollen die Biester leben bleiben.

Die Bedienung in der neuen Schlachterei mag ich leiden. Sie sehen frisch aus in den weißen Kitteln, alles sauber gewaschen. Die Chefin ist blond und rosig.

Mein Herr, sagt sie.

Ich nehm das Stück Kalb da.

Bitte?

Ich fang neu an, drücke die Luft runter: Ich nehme das Stück Kalb da.

Halb, sagt sie und fummelt am Roastbeef rum. Dann sieht sie ihre Verkäuferinnen an. Die räuspern sich nacheinander.

Ach Kalb, sagt sie plötzlich verstehend, Sie wollen Kalb. Sie ist begeistert.

Ja, bitte.

Sonst noch was?

Haben Sie manchmal auch Lamm?

Wie?

Haben Sie manchmal auch Lamm?

Oh Gott, sagt sie, ich kann Sie nicht verstehen, ich versteh Sie nicht, was soll ich bloß machen?

Macht nichts, sage ich, haben Sie manchmal auch Lamm?

Sie sind nicht auf'm Damm? sagt sie erlöst. Man hört's, kommen Sie, legen Sie sich doch 'n Augenblick bei uns aufs Sofa, hier, bei uns inner Küche, kommen Sie man.

Ja, gleich, sage ich und zeige auf einen Zettel. Sie wird rot, sieht hübsch aus, klopft auf das Mett, formt es zu einem Klumpen, reißt umständlich einen Zettel vom Block.

Bitte.

Ich schreibe auf: Haben Sie manchmal auch Lamm? Sie sieht fassungslos auf den Zettel, sieht wieder nach den Verkäuferinnen, lacht wimpernschlagend los, kichert, freut sich.

Aber natürlich, sagt sie, ich versteh, Lamm, alles, haben wir, wir schlachten noch selbst. Jederzeit, Sie müssen nur sagen, nur sagen müssen Sie.

Sie lacht weiter. Alle Kunden lachen, die Verkäuferinnen lachen, ich lache, Kunden, die neu reinkommen, lachen.

Auf Wiedersehen!

Wiedersehen! kommt es wie aus einem Munde. Sie wissen nun, daß ich nicht bekloppt bin, geschafft. In dem Schreibwarengeschäft nebenan ist es leichter. Da muß man nicht fragen. Man nimmt sich, was man will, Zeitungen, Illustrierte, bringt sie mit an die Theke, kann selbst auswählen, anfassen, kann sehen, was es kostet, zahlt und geht.

Ich klaube den Hund vom Gartenzaun und gehe. Jetzt habe ich doch Sehnsucht nach einem schönen Getränk. Als ich am Witwenheim vorbeikomme, sehe ich eine sehr hübsche Tochter mit ihrer alten Mutter in der Tür. Sie gehen tastend, vorsichtig. Die Tochter ist nicht ganz bei der Sache. Sie peilt zu mir rüber. Ihre Haare fallen gepflegt auf die Schultern. Sie hat ihre Mutter untergehakt, drückt ihre rechte Hand unter die Achsel. Die Mutter trägt Nerz. Da muß man schon eine gute Rente haben, wenn man in dem Heim wohnt, das ist teuer. Aber vielleicht hat der Schwiegersohn ja Kohle. Seine Frau sieht teuer aus. Sie bleiben an der Ecke stehen, da, wo der Weg einen Knick macht, wo man den freien Blick auf die Elbe hat. Kap Hoorn nennen die Leute das hier. Von da geht es schnurgerade den Wanderweg entlang bis zum Willkomm Höft, der Schiffsbegrüßungsanlage. Schiffe, die vorüberfahren, werden begrüßt oder verabschiedet.

Wir freuen uns, Sie im Hamburger Hafen begrüßen zu können, Willkommen in Hamburg! Über Lautsprecher tönt es über die Elbe. Dann Musik: Stadt Hamburg an der Elbe Auen…, jetzt die Nationalhymne, Flaggen grüßen, gehen hoch und runter. Ich kenn alle Nationalhymnen, selbst die von Panama.

Die Mutter steht noch an der Ecke mit ihrer Tochter. Ich habe den Hund von der Leine gemacht. Die Tochter streichelt den Hund. Sie wird sich wundern, wenn sie meine Stimme hört. Frauen sind ja wirklich ein Thema für sich mit dieser Stimme. Das ist keine Glocke. Fremdgehen passé. Ob Astrid schon mal darüber nachgedacht hat? Ich werde sie heute abend fragen. Die erschrecken sich doch selbst im Puff, wenn ich anfange.

Heil über Dir, heil über Dir Hammonia… schallt es über den Fluß. Ein Schiff kommt.

Die Tochter hat einen dunkelblauen Kaschmirmantel an, Jeans, langes, braunes Haar, Pumps. Ich komme näher. Sie wird wohl zweiunddreißig sein.

Wie alt isser denn? fragt sie, netter Kerl.

Dreizehn, sage ich, nicht mehr der Jüngste. Sie bleiben wie angewurzelt stehen, sehen mich entsetzt an, drücken sich aneinander. Die Tochter winkelt den linken Arm an, hält ihn zwischen den Knöpfen des Mantels an den Bauch gepreßt. Ihre Hand hebt sich weiß und schön vom blauen Mantel ab.

Sofort muß ich an die Hände des Mädchens im Zug denken, damals, als ich ein Junge war. Die Cellistin, die oft mit mir im gleichen Abteil reiste, wenn ich meine Mutter zu Hause besuchte. Sie setzte sich immer so, daß ich sie sehen konnte. Ich sehe diese Hand vor mir, mit dem Feuerzeug darin, dem goldenen Feuerzeug, das sie niemals anbekommen konnte, wie sie sich auch mühte, wie sehr sie auch schnippte und schnippte, es brannte nie. Ich sollte es anzünden. Ich konnte es nicht. Sie wartete vergebens. Sie fuhr zur Musikschule in die Großstadt, und damit man sah, daß sie Musikerin war, hatte sie den Bogen nicht im Cellokasten verstaut, sondern trug ihn offen in der Hand. So rannte sie mit Cello und Bogen durch die Stadt.

Ich gehe mit meinem Hund weiter. Die beiden Frauen tuscheln hinter mir. Als ich die weiße, mit Zeichen und Sprüchen besprühte Mauer passiere, direkt am Fluß, wo die blauen Basaltsteine das Ufer stützen und das Plätschern der kleinen Wellen zu hören ist, blicke ich gebannt zu den Büdchen. Ja, eine ist geöffnet, der Bayer ist da. Der Bayer hat seine Trink- und Eßbude schon geöffnet. Sie steht zehn Meter vom Fluß entfernt. Er hat sie quer zum Flußlauf gestellt, so daß man, wenn man reinkommt, durch die Bude hindurch den Fluß bis zum Horizont sehen kann. Die hintere Tür hat er nie zu. Er sieht, wenn er an seiner Theke steht und bedient, den Fluß hinauf nach Hamburg. Abends, später, sieht man in der Dunkelheit die Leuchttonnen, rot und grün, und weit draußen, bei Stade, Blinklichter.

Ich bin lieber bei Luiza, die in der anderen Bude bedient, sie ist eine Frau. Sie ist Spanierin, aus Granada. So sieht sie auch aus. Natürlich rabenschwarz auf dem Kopf, schimmernd wie ein Konzertflügel. Dunkle, funkelnde Augen hat sie, die je nach Gemütslage zornig oder samten blicken können. Fischstäbchen von Clemens heißt die Bude, wo sie arbeitet. Spezialität: Fischbrötchen. Die Fischbrötchen macht Luiza. Sie tut Brathering aus dem Eimer, künstlichen Lachs, stinkenden Aal Schillerlocken auf die pappigen Brötchen, legt sie mit öligen Fingern auf die Plastiktabletts, stellt sie wie Pretiosen in die Auslage. Sie sieht gut aus, ihre Haut ist kein bißchen olivfarben, sondern blaß, wie auf Bildern aus dem Prado. Der Mund ist fein und rot wie Mohn.

Na, sagt der Bayer zu mir, als ich eintrudle, ich bin wohl wieder der Lückenbüßer, wenn die da drüben nicht da sind, was?

Sie sind früher da, sage ich.

Jo mei, sagt er, ist nicht sauer.

Hier, am Schulauer Fährhaus, ist sonst viel los. Jetzt ist kein Bus da, kein Deubel kreischt, keine Kinder, kein Radio. Nur Schiffe tuckern. Der Bayer reicht mir wortlos die Mini-Flasche Kräuterschnaps, das Bier, legt mir ein Stückchen Brot dazu auf den Pappteller. Ich geh mit den Sachen nach draußen. Als ich das Schnäpschen getrunken habe und die Flasche scheppernd in den Metallpapierkorb fällt, macht Luiza nebenan ihren Laden auf. Sie wirft mir eine Kußhand zu. Ich trinke mein Bier. Sie knallt mit Schwung die Klappe hoch, öffnet die Bude.

Hast kein Krach mit mir, ruft sie, komm bei Luiza.

Ich grinse, der Bayer sagt irgendwas.

Machst auch immer später auf, Luiza.

Luiza müde, sagt sie, schlecht geschlafen.

Ach so.

Sie lacht und winkt ab. Luiza treu, sagt sie, Luiza immer treu.

Sie langt nach dem Flaschenöffner, der an einer Schnur von der Decke hängt, und zischend löst sich die Kapsel vom Flaschenhals. Unverlangt stellt sie das Bier vor mich hin. Sie gähnt. Ich sehe ihre schneeweißen Zähne, den Gaumen, die rosige Zunge. Sie lacht und hebt entschuldigend die Hand vor den Mund, als sie schon nicht mehr gähnt.

Das Wasser ist immer anders, sage ich.

Nie gleich. Sie hängt das bunte Schild mit den Eissorten raus.

Ich hab's oft nachts gesehen, wenn der Mond...

Ist dann auch schön, sagt Luiza, manchmal fällt etwas von Glanz auch auf Luiza.

Sie sieht mich fragend an.

Man sieht's.

Sie wirft mit einem Kartoffelchip. Da schlägt der zornige Rentner von draußen mit seinem Stock gegen das Plastikfenster. Er schüttelt den Stock und lüftet seinen Hut. Er ist auf seinem Rundgang, sieht nach dem Rechten. Er ist wütend und schimpft mit Luiza. Sie lacht und ruft ihn bei seinem Vornamen. Ihr Deutsch ist nicht gerade aus Hannover, Werner hört sich komisch aus ihrem Mund an. Die Laute kommen aus der Kehle, ich achte heute auf Stimmen. Gutturallaute sagen die Logopäden dazu.

Nun kommt Clemens mit seinem Kombi. Er setzt rückwärts neben die Bude und packt seine flotten Sachen aus: Aschenbecher in Muschelform, farbige Tischuhren, glänzende Bilder aus Plastik, speckige Scheiben, wie von einem Birkenstamm abgeschnitten, mit Motiven vom Meer. Kleine Seehunde aus Kunststoffhaar mit Glasaugen und wie Perlmutt schillernde Barometer aus Taiwan. Aus Holzwolle kramt er flache Kästen, in denen hinter Glas aus Tau geknüpfte Schiffsknoten befestigt sind. Er säubert sie und baut sie auf. Er rückt zwei drehbare Ständer mit Ansichtskarten zurecht, legt ein Paket T-Shirts auf eine Sitzbank und hängt Tücher und Decken mit aufgedruckten Steuerrädern über den Holzzaun.

Alles Scheiße, sagt er zu mir, verstehen Sie?

Nun stellt er die Schilder auf: Currywurst, Coca-Cola, echte Wiener, ff. Fischbrötchen, Pommes, kaltes Bier. Fahnen beginnen zu wehen, Wimpel flattern. Clemens rotiert. Die ersten Säufer kommen, kaufen Jägermeister, Korn und rücken gesellig näher. Im Nu habe ich einen Flachmann in der Hand. Als ich den Kopf zum Trinken in den Nacken lege, schau ich auf die Elbe. Luiza schüttelt den Kopf. Ich setze ab, trinke nicht. Flußaufwärts schiebt sich ein großer Holländer an den Buden vorbei. Er ist größer als ein Haus. Luiza arbeitet. Ich klopfe auf die Theke und zeige auf das Schiff. Sie guckt hinterher. Die Begrüßungsanlage spielt wieder die Nationalhymne. Wilhelmus von Nassauen. Flaggen dippen. Irgendeiner auf der Brücke zieht die Tröte. Es dröhnt über den Fluß. Schnell läuft ein Mann nach hinten, läßt die Flagge am Flaggenstock herunter, zieht sie wieder hoch.

Spanische Schiffe kommen wenig, sagt Luiza und sieht mich mit riesigen Augen an.

Och, sage ich, Südfrüchte und so?

Da, sagt sie, Niederlande, sagt sie, kommen immer, Teufel, wenn ich schon Fahne sehe.

Sie spuckt tatsächlich auf den Boden.

Na, sage ich, ihr habt die doch damals überfallen.

Der rote Mund öffnet sich empört. Ihre Augen hassen.

Spanien nett, sagt sie.

Sie nimmt einen Kasten Bücklinge aus dem Schrank, greift nach den goldenen Fischen, nimmt sie heraus, teilt sie längs, entfernt die Mittelgräten und legt sie auf einen Teller. Sie fügt Gurken dazu, rote Paprikaschnitzel, dünne Zwiebelscheiben und streut aus einem durchsichtigen Beutel Petersilie darauf. Sie schiebt zum Schluß ein Weinblatt aus Plastik auf den Tellerrand, legt den Kopf schief und ist zufrieden. Es sieht hübsch aus, ich weiß, wie es schmeckt. Sie deutet auf den Teller. Ich schiele nach oben und lache. Sie droht mit dem Finger. Ich kenne sie lange, schon vor der Krankheit. Sie kennt mein Dilemma.

Clemens kommt mit Kanistern. Er stellt die Friteuse an, in der Pommes, Frikadellen und all das andere Zeug heiß gemacht wird. Dann öffnet er zwei durchsichtige Plastikbehälter, die auf der Theke stehen, und schüttet Sirup in die Aquarien. Es läuft träge aus den Flaschen, rot und grün. Er füllt aus den Kanistern destilliertes Wasser nach, dreht an Knöpfen, und da wallt die Flüssigkeit auf, vermischt sich und wirft prickelnde Blasen. Waldmeister und Himbeer, zwei Getränke sind entstanden. Gestank von ranzigem Fett steigt auf, selbst ich rieche das. Ich hau ab.

Ich will dem Hund pfeifen, es geht nicht. Daran habe ich nicht gedacht, ich kann nicht mehr pfeifen. Es ist keine Luft da zum Pfeifen, lange nicht gepfiffen. Ich muß mir eine Flöte kaufen. Der Hund kommt, als ich in die Hände klatsche. Ich geh zur Anlegestelle am Yachthafen, wo auf den hölzernen Duckdalben die Möwen sitzen. Die kleine Fähre, die über die Elbe ans andere Ufer setzt, ist noch nicht da. Ich seh sie auf dem Fluß, sie hält auf die Anlegestelle zu. Es ist etwas windig. Man sieht den Bug und die Gischt davor. Sie hat Tempo drauf. Sie macht einen Bogen, fährt stampfend in die Hafeneinfahrt und legt an. Niemand steigt aus. Es ist Ebbe. Als ich die Steinstufen zur Fähre hinuntersteige, winkt Luiza hinten aus der Bude. Ich habe vergessen, mich zu verabschieden. Ich winke mit der Leine. Wie sie wohl riecht, wenn sie abends aus ihrem Saftladen kommt? Das Fett zieht doch in die Haare, in die Kleidung bis in die Wäsche. Ich stell sie mir in der Badewanne vor, das schwarze Haar naß, strähnig über den Augen. Der hübsche Körper versteckt unter dem Schaum, erlöst, entspannt, Fisch und Fett entronnen.

Als ich über das Fallreep auf das Schiff gehe, öffnet der Fährmann gerade seinen Diesel, der im Vorraum unter einer Blechhaube lärmt. Er hat die Blechhaube hochgestellt. Sein Oberkörper verschwindet im Innern. Man sieht den Hintern in der blauen Hose, seine dicken Hände, die beiderseits, außerhalb des Motors, auf dem Blech liegen, und einen öligen Lappen, der ihm aus der Tasche hängt. Ich seh mit hinein. Die Kolben arbeiten stetig, bewegen sich im Takt, klopfen metallen. Blitzblank ist alles. Als er die Haube zuschlägt, ist leiser Ölgeruch da. Ich fächele Luft. Heißes Maschinenöl, so wie es sein soll. Ich setz mich aufs Oberdeck.

Ich will auf den Friedhof zu meiner Mutter, die drüben, auf der anderen Elbseite, begraben liegt. Mal sehen, wie's dort aussieht. Es ist nicht weit vom Deich, eine halbe Stunde mit dem Hund. Das Fährboot legt ab, fährt ein Stück zurück, dreht auf dem Teller, tutet und schiebt sich in den Strom. Ich bin oben allein. Der Hund legt sich unter eine der braunen Lattenbänke und schläft. Ich zähle mein Geld und beobachte den Himmel. Ich bin zufrieden, glücklich. Keine Tabletten, kein Gesaufe, nur so glücklich, von allein, auf einer kleinen Fähre auf dem Wasser. Nicht im Krankenhaus, nicht tot, lebendig, mit einem Loch im Hals. Ja und? Ne Zigarette hätte ich gern. Der Kassierer kommt.

Rückfahrkarte, sage ich, wie wird das Wetter?

Gut, gut, sagt er.

Wir fahren an den roten Tonnen entlang nach Norden, Richtung Meer. Tonnenstrich. Oben öffnen sich Wolken, und schon feuert Clara Gold auf das angelaufene Silber unter uns, zaubert flimmerndes Gewebe aus dem Fluß an die Oberfläche. Wir überqueren die Elbe. Auf der anderen Seite sind die Tonnen grün. Als wir anlegen, scheint die Sonne auf den nassen Schlick am Ufer und zeigt uns den Himmel, als ob er nah wäre.

Himmelpforten heißt der Ort, wo meine Mutter liegt. Dürfen Hunde mit auf Friedhöfe? Ich geh nicht gleich zum Grab, wandere über Kies an Buchsbaum vorbei. Der Hund schnuppert an Grabsteinen, sieht in Gießkannen, die versteckt hinter dünnen Hecken stehen, rennt fröhlich von Grab zu Grab. Ich lese die Inschriften auf den Steinen, achte auf die Geburts- und Todesdaten, vergleiche sie mit meinem Alter. Ich gehe nicht zum Grab meiner Mutter. Ich gehe unverrichteter Dinge zum braunen Holztor zurück.

Mama ist seit einem Jahr tot, sie ist im Krankenhaus gestorben. Ich habe sie nicht mehr gesehen. In Gedanken bin ich in dem Saal der Gaststätte nach der Beerdigung. Es roch muffig nach Kränzen. Der Saal war kahl. Es waren viel weniger Leute da, als ich gedacht hatte. So saßen alle an einem Tisch an der Wand, obwohl Tafeln gedeckt waren. Es gab Butterkuchen und belegte Brötchen. Mädchen in Schwarz gossen aus plumpen Kannen Kaffee ein. Mein Bruder war aus Mainz gekommen. Unmögliches Lokal, hatte er gesagt, typisch für dich, wie kommst du dazu? Ich hatte auf die verzierten Kappen der Schuhe meines Bruders gesehen, und als mein Blick an der Knopfleiste des Kaschmirmantels entlang nach oben gegangen war, hatte ich den schwarzen Seidenschal und das weiße Hemd mit dem anliegenden Kragen bemerkt, aus dem der gedeckte Schlips grotesk hervorsprang. Er schien fein raus zu sein. Ich hatte in das Gesicht mit der Hornbrille gestarrt und genickt.

Er kam mir fremd vor. Mein Bruder ist beim Fernsehen. Manchmal seh ich ihn bis zur Brust auf der Mattscheibe, wenn das Magazin gesendet wird. Er kommt mir in Wirklichkeit noch fremder vor als auf dem Bildschirm. Mama war stolz auf ihn gewesen.

Am Grab hatten wir Hände geschüttelt und uns den Priester angehört. Als sie den Sarg an Tauen in die Grube hinunterließen, waren die Männer am Fußende zu schnell gewesen. Der Sarg hing einen Augenblick schräg in der Gruft. Ich fragte mich damals, ob die Leichenstarre schon eingetreten oder ob Mama im Sarg nach unten gerutscht war und nun mit den Knien an den Deckel stieß.

Mein Bruder hielt eine Rede. Jemand hatte geklatscht. Mein Bruder rauchte eine Zigarre.

Wir müssen noch mal über alles reden, sagte er, ich fahre jetzt zurück.

Er gab mir die Hand und ging.

Die Mädchen räumten die Tische ab. Sie waren beide hübsch. Sie unterhielten sich.

Wir fahren wieder in die Heide, sagte die eine, am Freitag, der Wohnwagen wartet schon sehnsüchtig.

Habt ihr da einen festen Platz? fragte die andere. Die erste nickte.

Beim Wilseder Berg, sagte sie, bis 1999.

So lang? sagte die andere.

Ich überquere die Straße beim Friedhof und stelle mich an der Bushaltestelle auf. Ich sehe zum Friedhof hinüber. Dahinten, vor dem Hügel mit den Kiefern, ist das Grab. Die Sonne scheint auf das Kupferdach der Kapelle. Ich warte auf den Bus. Schließlich kommt er. Der Fahrer schlägt beim Herausgeben des Wechselgeldes leicht mit der Faust auf die Zahlplatte. Die steckengebliebenen Münzen fallen rasselnd in die Greifschale. Der Fahrer schließt die Tür und fährt los. Die Sonne scheint in den Bus. Als wir näher zum Fluß kommen, sehe ich jenseits der Elbe die drei Hochhäuser wie dunkle Finger vor dem Horizont. Das Sonnenlicht wird fahler. Hinter den Hochhäusern türmen sich graue

Wolkenberge auf. Dann weht dort Regen hinab. Der Bus hält, und nun sehe ich den Regenbogen. Klar wie auf einem Bild überspannt er den Fluß. Leute steigen zu. Ich gehe nach hinten. Als ich durch das Rückfenster sehe, geht der Bus in eine Kurve. Ich blicke in die helle Sonne. Der Regenbogen ist verschwunden.

Wir halten an der Anlegestelle. Ich steige aus und geh nach vorne weg. Wo ist der Hund? Ich renne zurück und klopfe an den Bus. Der Fahrer sieht mich überrascht an und öffnet. Der Hund, sage ich, mein Hund.

Er sieht mich verständnislos und angeekelt an. Der Hund schläft. Ich pack ihn mir und steige aus. Ich seh mich nach dem Fahrer um. Er kneift mir ein Auge zu und tippt sich an die Stirn.

Die Fähre wartet am Anleger. Der Diesel klopft vertrauenserweckend. Ich spüre das Beben durch das ganze Schiff, als ich auf die Eisenplatten trete. Niemand ist da. Die Toilette ist besetzt. Oben ist es windig. Wir schaukeln sachte, kleine Wellen klatschen gegen die Bordwand. Zum Meer hin klart es auf. Hellblau ist es da hinten und am Horizont gelb. Die weißen Kumuluswolken über uns haben rosa Ränder.

Unten ist die Toilette frei. Bis auf den Diesel ist alles ruhig, menschenleer. Poltern auf der Treppe. Sie kommen: Kapitän und Steuermann. Sie sind sehr gesprächig und kichern. Wer war auf der Toilette?

Der Kassierer macht die Leinen los. Eine glasige Auspuffwolke steigt aus dem schmalen Schornstein, als der Diesel Zunder kriegt. Oben im Häuschen steht der Mann am Messingruder und läßt es kreisen. Wir drehen uns. Der Kassierer kommt die Treppe hoch.

Ach Sie, sagt er, Sie haben ja schon, soll's heimwärts gehen?

Muß ja, sage ich.

Er setzt sich neben mich. Er hat eine starke Alkoholfahne.

Sagen Sie mal, sagt er, was ist das denn mit Ihrer Stimme? Das ist doch nicht mehr normal, das kann man noch nicht mal mehr heiser nennen.

Nein, sage ich, wirklich nicht.

Ich kläre ihn auf. Ich lache, als ich in sein Gesicht sehe, lauter Kummerfalten. Er sieht mich bereits im Grab.

Was die alle mit uns machen, sagt er und gibt mir überraschend die Hand.

Wiedersehen.

Hoffentlich, sagt er. Da hab ich mein Fett.

Als die Hupe ertönt, schrecke ich auf und sehe, daß wir uns der Hafeneinfahrt nähern. Wir sind da. Unten frage ich den Kassierer bei seinem Bier: Seid ihr drei auf dem Schiff?

Drei? sagt er, nee, wieso drei? Einer fährt und ich, nur zwei, Etzel und ich, mehr nicht.

Die Fähre legt an, zentimetergenau. Er macht fest und schiebt das Fallreep raus.

Also, sagt er, und hopp zu dem Hund.

Ja, sage ich.

Ich gehe die Treppe hoch, die zur Kaimauer führt. Da höre ich rasche Schritte hinter mir und fühle einen Schlag im Rücken, der mich auf die Steintreppe wirft. Ich knalle mit dem Kinn auf eine Stufe und bin vor Schmerz besinnungslos. Ich höre jemanden fortlaufen,

Schreie. Ich rappele mich hoch, der Hund dreht durch. Der Mann am Ruder ruft zu mir hinunter, Was war das denn? Hallo, sind Sie verletzt?

Ich faß an mein Kinn, es blutet. Über den Platz rennt eine Gestalt in Jeans, flitzt an den Büdchen vorbei und weiter, den Elbwanderweg entlang, rennt und rennt, dreht sich nicht um. Der Steuermann steht plötzlich neben mir.

Alles klar?

Ja, danke. Verrückter, sage ich, hat wohl nicht bezahlt, oder was?

Das ist einer aus'm Knast, sagt der Steuermann, da, sagt er und zeigt auf das andere Ufer, Hahnöfersand, Jugendknast, ist ausgebüxt, hat sich aufs Schiff geschmuggelt, um rüberzukommen.

Armes Schwein.

Armes Schwein? sagt er, Arsch vollhauen, den Brüdern, wolln alle auf unsere Kosten leben, woll'n nicht malochen, wolln Stütze haben und machen noch Bruch oder so was, Drogen, nee, nicht bei Etzel.

Er geht auf sein Schiff.

Ich guck hinter dem Jungen her, hoffentlich schafft er's.

Der Hund zieht an der Leine.

Wir gehen nach Haus, sage ich.

Als ich an der Strahlenkneipe vorbeikomme, bin ich da nicht mehr so sicher, und schon sitze ich an meinem alten Platz in der Ecke. Der Wirt freut sich. Er lacht und legt einen Bierdeckel vor mich hin. Er freut sich, daß ich lebe. Er sagt kein Wort. Ich nicke. Er geht und zapft einen Halben, wie gehabt. Ich denk an keine Strahlen.

Ich genieße den Dunst von Bier und Rauch, das Männergerede am Stammtisch, das Gequatsche am Tresen. Ich kann mich nicht mehr einmischen, mitmischen, mitquatschen. Im großen Kreis bin ich nichts wert, nur Verständlichmachen geht. Ich muß schmunzeln, wenn ich daran denke, wie ich früher geredet habe, wie ein Sportreporter. Zuhören ist auch schön, Biertrinken ist schön, da sein ist schön, erleben, ja, überhaupt leben ist wichtig.

Die Sprache, höchstes Ausdrucksmittel menschlicher Kultur, wie mein Professor sagt, damit ist natürlich Essig, Pustekuchen. Mein Bier kommt. Das Leben ist klasse, anders als vorher, leichter, weniger dumpf. Ich seh alles anders als früher, sehe mehr, sehe besser, farbiger und viel bewußter. So ist es.

Ob ich mal wieder nach Frankreich fahren kann? Die Rente, die Rente.

Ich denke an den Maler in der Normandie, in St.-Vaast-la-Hougue. Er malte bei Sonnenaufgang um fünf den winzigen Fischerhafen, in dem auch ich war. Ich sah ihm zu und holte gegenüber, in der Kneipe mit der grünen Tür, bei dem munteren blonden Mädchen, zwei Kaffee für uns. Ich trug sie zum Malplatz am Kai. Er sah mich an und sagte etwas auf französisch über den Kaffee. Er sprach nicht über sein Bild. Ich antwortete mit meiner neuen Sprache und rülpste die Worte in französisch raus. Es klang obszön. Ich deutete auf meinen Hals. Der Maler sagte nichts, lächelte auch nicht freundlich. Er malte. Was er malte, sah anders aus als das, was man sah. Er trug Grün von der Palette auf das feuchte Ingrespapier. Ich sah auf einmal, daß das, was er malte, wahrer war als das, was ich sah. Er nickte mir zu, brachte die Tassen zurück und trug das Bild und die Staffelei fort. Ich stand noch da und sah das Bild vor mir, verglich es mit der Wirklichkeit, sah die Wasserfarben in seinem Kasten und die Pinsel, die wie ein Strauß in der rostigen Konservendose mit Terpentin standen.

Noch eins? fragt der Wirt.

Ach, ja.

Als ich zu Hause die Tür aufschließe, denke ich zum erstenmal an morgen. Morgen muß ich zur Nachuntersuchung ins Krankenhaus. Es war ein schöner Tag.

Was hast du denn am Kinn? fragt Astrid, blutest ja, ist ja alles grün und blau.

Ach das, sage ich, hab jemand nach dem Weg gefragt, und der hat sich so erschrocken, daß er mir gleich eine gescheuert hat, auf'n Punkt.

Das kann ich gut verstehen, sagt sie, der Ärmste.

Als ich wach werde, denke ich dann doch an die Nachuntersuchung. Astrid schläft ihren vollkommen ruhigen Schlaf. Ich berühre sie, um festzustellen, ob sie noch lebt. Sie lebt, sie ist warm. Auf der Uhr mit den Leuchtzeigern ist es fünf. Ich erinnere mich an gestern. Luiza hat recht, der Fluß ist immer anders, je nach Wetter und Jahreszeit, und auch anders, je nachdem wie man sich fühlt. Dieses Glitzern gestern bei Sonne. Die Strahlen, die, wie durch ein Brennglas gebündelt, auf das Wasser fallen, sich von dort ausbreiten und erst durch die kabbeligen Wellen ihre flirrende Unruhe bekommen. In den glühenden Punkt, von dem alles ausgeht, kann man nicht sehen, man verbrennt sich. Hier, in der Dunkelheit im Bett, kann ich, wenn ich will, das Bild hervorholen und es mir vorspielen lassen. Wenn ich einen guten Tag habe, ist es so schön wie in der Wirklichkeit.

Ich kann nicht wieder einschlafen. Astrid beginnt, unruhig zu werden. Sie ist in der Aufwachphase. Da schreckt sie hoch und reißt die Uhr vor's Gesicht. Mit einem Seufzer fällt sie zurück.

Ist erst sechs, sage ich, noch viel Zeit. Immer mit der Ruhe.

Du mußt ins Krankenhaus, sagt sie, ich bring dich.

Ja, aber erst um acht.

Hast du Angst?

Nein, ich bin unruhig, sonst nichts. Ich habe Angst. Nachuntersuchung, das bedeutet erst mal warten, lange warten, andere Kranke sehen, Leute mit Glatzen, ohne Haare, welche, die Chemotherapie haben, rote Streifen im Gesicht, Strahlen, dieses ganze Theater im Krankenhaus. Ich will es vergessen. Aber vielleicht geht alles schnell, und ich bin um zehn schon wieder raus. Draußen, in der Stadt, im Leben, im Betrieb, im Gedränge und Geschubse.

Ich steh auf, sage ich, du brauchst mich nicht zu bringen, ich fahr mit der S-Bahn. Ich brauch das wie Vorbereitung.

Sie legt die Hand auf meine Stirn.

Ist nichts, sage ich, laß man, ist gut so.

Der rot-gelbe Bus, der mich zur S-Bahn bringt, ist so früh am Morgen gestopft voll. Donnerstag, ein Arbeitstag. Draußen nieselt es. Es wird nicht viel gesprochen im Bus. Die Gesichter sind grau und vom Schlaf noch verquollen. Jeder steht, wo er steht, will da bleiben, bewegt sich nicht, läßt kaum jemanden vorbei, gähnt, ist mürrisch. Die, die sitzen, lesen in ihren Zeitungen. Von denen, die ich sehe, sehe ich keinen, der gern zur Arbeit fährt. Es ist alles bedrückend, stinkig. Ich bin froh, als ich am Bahnhof ankomme. Im Zug ist es anders. Man muß nicht auf Tuchfühlung stehen, hat Platz, mehr Raum für sich. Die Türen schließen sich krachend, und langsam gleitet der Zug aus dem Bahnhof. Ich sitze am Fenster. Noch ist die Angst nicht dicke da. Ich fühle mich noch zuversichtlich, leicht, auf Reisen. Ich betrachte die grauen Felder, die nassen Baumstämme und die Kühe, die friedlich wiederkäuend auf den Wiesen liegen. Die nebelige Gegend dämpft die aufsteigende Unruhe. Es ändert sich alles rasch, feine Vororte kommen, Blankenese, Hochkamp. Feinere Leute steigen in den Zug. Pelzmäntel, Trenchcoats, flotte Hüte. Aktenkoffer aus Leder werden auf die Ablage geworfen, nicht solche Plastikdinger wie in den Flugzeugen. Andere Zeitungen werden entblättert, werden fachgerecht gefaltet, ordentlich zusammengelegt, sorgfältig gelesen, Notizen werden gemacht. Ab und zu ein abschätzender Blick über die goldene Halbbrille, wenn jemand zusteigt, ein Griff an die Krawatte, wenn es eine Dame ist, sonst Ruhe, erlesene Ruhe, Zurückhaltung. Kein Lächeln, man sehnt sich nach etwas Lustigkeit, etwas Krach wäre gut. Zurück fahr ich Zweiter.

Wir sind schon in der Stadt, in Altona. Ich muß raus, muß in den Bus umsteigen, muß nach Eppendorf ins UKE. Universitätskrankenhaus.

Auf der Treppe denke ich, jetzt, wo ich es geschafft

habe, mich bewährt habe, könnte ich ruhig sterben. Könnte ich das?

Wohin flüchtete ich mich mit meinen Problemen früher? Warum tat ich nichts, änderte nichts? Warum tat ich nichts Besseres? Warum blieb meine Entwicklung stehen? Warum fängt erst jetzt alles wieder an?

Oben ist es kalt, zugig auf dem Busbahnhof. Bus auf Bus kommt. Ich muß den Hundertdreizehner haben. Da kommt er. Ich schmeiß meinen Plastikbecher mit Kaffee in den grünen Papierkorb und schließ mich der Schlange an. Busfahrer können ganz schlecht verstehen, es ist immer laut. Ich habe mein Fahrziel auf einen Zettel geschrieben, UKE, Martinistraße. Der Busfahrer hat einen großen Schnurrbart, er trägt ein blaues T-Shirt, hat sehr behaarte Arme. Er sieht auf meinen Zettel. Er strahlt.

Du nicht sprechen, sagt er, du vielleicht Türk? Keine Deutsche?

Doch, deutsch. Er bewegt traurig den Kopf. Ja, ich kann es auch nicht ändern.

Nein, sagt er, du UKE, du krank.

Er fährt los. Ich kenne die Straßen, die er fährt, wie meine Westentasche. Jede Haltestelle. Ich weiß schon vorher, an welchen Ampeln er halten muß, sie sind immer rot. An dem hohen Klinkerbau geht es um die Ecke in die Allee mit den Platanen. Hier ist es auch bei großer Hitze kühl. Als ich zu den Strahlen fuhr, habe ich oft das Spiel gespielt: Wenn die nächste Ampel grün ist, werde ich gesund. Die Ampeln waren rot. Einmal waren sie grün, und ich war glücklich. Da sind wir am Klinkerbau. Der Fahrer dreht tüchtig das Lenkrad, um die scharfe Kurve zu kriegen. Die Allee. Über den Bäumen qualmt der Schornstein der Wäscherei. Ich drücke auf den Stopp-Knopf neben mir, und klingelnd leuchtet das Schild auf. Wagen hält. Er hält. Ich steige aus.

Nein, sage ich zum Fahrer, ich bin zwar UKE, aber ich bin nicht krank, nicht mehr, verstehen Sie?

Gut, sagt er, nur UKE.

Zur Radiologie gehe ich immer den gleichen Weg. Jeder Pflasterstein ist wichtig. Ich vermeide es, auf die Fugen zu treten, gehe nur an bestimmten Stellen über Straßen und Pfade. Es ist ein Umweg.

Das abgesprungene Emailschild an der Holztür des Desinfektionshauses, an dem ich vorbeikomme, hängt noch da. Vorsicht Ansteckungsgefahr. Ich komme an. Der Pförtner hebt die Hand und grüßt. Ich muß die Treppen runter. Die Damen im Glaskasten begrüßen mich. Ich bin ihr Erfolgserlebnis. Bitte, warten Sie.

Später klopft mir der Professor auf die nackte Schulter. Er ist fröhlich.

In zwei Monaten wieder, Herr Lentz, tüchtig essen, leben, dabei sein.

Und wie, sage ich.

Tüchtig essen, denke ich, als ich draußen bin und auf die Uhr sehe. Es ist elf. Ich soll tüchtig essen, sage ich zu Plüschi am Telefon, hast du Zeit?

Massig, sagt er, gegen zwölf bei Sergio.

Ich bin am Stand in der Passage, holst du mich ab?

Ist gut, sagt er, was hat er denn gesagt?

Ich soll tüchtig essen.

Und sonst?

Er hat am Hals rumgefummelt und gesagt, ich soll leben.

Siehste.
Ich bin ganz schön froh.
Ja, ich auch, sagt er, ruf Astrid an.
Tu ich.
Ich lungere um den Feinimbißstand in der überdachten Innenstadtpassage herum und überlege mir, was ich haben will. Es gibt gute Sachen. Wein ist klar, kalten Sancerre haben sie. Herrlich, sechs Austern und den Sancerre. Das ist es, und Weißbrot. Ja.
Zwölf Austern, bitte, bestelle ich bei dem Mädchen im weißen Kittel. Sie nickt anerkennend und beginnt zu arbeiten. Ich seh ihr zu, freue mich und stell mich an die Theke.
Er hat nicht mehr viel gelitten, sagt eine Frau neben mir, Krebs, wissen Sie, ging schnell, er war bald erlöst.
Sie beißt kräftig in ihr Lachsbrötchen.
Ein Segen, sagt der Mann daneben, ich meine, bei so was soll's lieber schnell gehen, ist besser so.
Woher sie das alles so genau wissen? Erlöst, nicht mehr viel gelitten, soll lieber schnell gehen. Sie verdrängen, sie sprechen von erlöst, damit sie es selbst leichter haben. Es war ja besser so. Das Leben ist auch, wenn man krank ist, noch schön, man kann gesund werden. Auch wenn man so was hat wie ich, lebt sich's gut, leichter als früher, schöner, man weiß mehr. Ich knabbere an meinen Austern, trink den kühlen Wein. Ich bin nicht erlöst, *das* ist erst ein Segen.
Du machst dir das schön hier, sagt jemand neben mir. Es ist Plüschi. Er trinkt aus meinem Glas.
Komm mit, sagt er. Er hakt mich unter und zieht mich zu Sergio. Das ist gut. Es sind noch zwei Freunde

gekommen. Wir sind nun vier. Danja bringt die Karten. Sie ist noch nicht ganz weg, da wird schon über ihre Figur gesprochen. Alle mögen Danja. Meine Freunde reden über die Arbeit. Ich bin nicht neidisch, höre zu, beobachte, spreche nicht. Der Wirt kommt mit Wein. Seine dicke Frau sieht von hinten zu. Mein Glücksgefühl ist noch stärker geworden. Vielleicht bleibt es so. Wir sprechen nicht über meine Nachuntersuchung. Der Koch winkt aus der Küche. Es wird voll. Mittagszeit.

Ißt du 'ne Vorspeise? fragt mich Hanne.

Jaa, sage ich, Spaghetti Napoli. Ich erschrecke, es kam lauter als sonst. Vor allem das Ja.

Prost Mahlzeit, sagt die Wirtin, die gerade mit einem Tablett vorbeisegelt. Sie nickt mir zu. Ich weiß, was sie meint, sie meint die Stimme, sie hat das Ja falsch ausgelegt, sie glaubt, ich rülpse bei Tisch. Die Freunde werden stumm. Sie sehen mich an. Ich lache. Der Wirt läuft zu seiner Frau, schnabbelt über die Theke, gestikuliert. Die Frau hält die Hand vor den Mund. Sie kommt an unseren Tisch.

Entschuldigung, sagt sie, ich habe das nicht gewußt, das mit der Stimme, es tut mir leid.

Macht nichts, sage ich und winke ab, konnten Sie nicht wissen, es macht mir nichts, es ist kein Problem.

Sie reibt die Hände an der Schürze ab.

Nehmen Sie ein Dessert von mir, bitte, nur ein kleines, ich fühl mich dann besser.

Gut, lache ich, eine Apfelsine, nachher, später.

Sie läuft in den Hintergrund, rennt nach der Apfelsine, nimmt sie aus einem Korb, wirft sie in die Luft und fängt sie wieder auf. Sie kommt und läßt die Frucht aus der Hand auf den Tisch rollen, ist schon wieder weg und bringt mir eine Untertasse, ein kleines Messer, einen Topf mit Zucker und ein Glas Cointreau.

Bitte!

Ich steh auf und bedanke mich. Die anderen sehen zu und staunen. Sie geht zufrieden hinter die Theke und singt ein Lied.

Da könnt ihr mal sehen, wie die Leute zu mir sind.

Glückspilz, sagt Hanne.

Danja bringt dampfende Spaghetti. Es geht los. Dann essen wir Lammkoteletts und Spinat, trinken ordentlich Wein. Ich schäle die Apfelsine und teile sie zum Nachtisch. Sie sträuben sich und essen. Als wir zum Espresso kommen, werden sie unruhig und blicken zur Uhr. Die Arbeit. Sie wollen mich mitnehmen, zur S-Bahn bringen. Nein, danke, ich lauf lieber. Ich sehe sie noch alle drei im Krankenhaus vor mir, in meinem Zimmer, als sie mich besuchten. Sie geben mir die Hand. Sie sind alle jünger, erst fünfunddreißig. Draußen überlege ich, ob ich in Martins Weindepot noch einen zur Brust nehmen soll. Ich entscheide mich für das Mädchen mit den Pullovern und stromere erwartungsvoll durch die Passage.

Richtig, da sitzt sie am weißen Pult hinter Glas, die langen Beine vor sich. Sie trägt den schwarzen Minirock und einen türkisfarbenen Angorapullover. Das feuerrote Haar ist aufgesteckt. An den Ohrläppchen baumeln schwarze Dreiecke. Sie hat Schlangenlederpumps an. Sie strickt. Sie scheint Kunststrickerin zu sein, denn die Pullover in der Auslage sind sündhaft teuer. Der Laden ist weiß getäfelt. Ich kann nie daran vorbeigehen. Einmal wünschte ich mir einen dieser

Pullover. Sie sind nur für Damen. Ich glaube, sie duften nach ihrem Parfüm.

Das schöne Mädchen und die Strickwerke mit groben und feinen Strukturen, die Farbtöne hinter spiegelndem Glas beginnen sich zu drehen. Ich zittere. Ich werde süchtig von so was. Manchmal träume ich davon. Als Maler würde ich gern meine Staffelei aufstellen, hier, wo ich bin, so nah bei ihr. Lange möchte ich malen, vielleicht ein Jahr. Es gibt oft anderes Licht, und das Mädchen verändert sich von Tag zu Tag. Wenn die Lampen angehen, der schwarze Himmel durch das Glasdach stürzt und die Farben wie unter Sonne leuchten, dann ist bald Feierabend. Das Mädchen macht sich auf den Weg. Der Zauber ist zu Ende, es ist nur noch bunt. Wie sie wohl wohnt?

Bitte? Wie sie wohl wohnt? Warum will ich das wissen? Solche Zeiten sind vorbei. Kümmere dich um Astrid, die liebst du doch. Hast wahrlich mit dir selbst genug zu tun.

Wie mag sie wohl wohnen? flüstere ich fragend, als ich an der S-Bahn meine Fahrkarte löse.

Dann bin ich auf der Rolltreppe. Knackend bleibt sie stehen. Eine Frau kreischt, einige Leute schimpfen. Wir gehen zu Fuß weiter. Unten ist alles rot und blau gefliest. Bänke aus gepreßtem Kunststoff stehen Rücken an Rücken. Rot und blau. Den Bahnhof kann man abwaschen, man kann ihn mit einem Schlauch abspritzen. Er ist praktisch, pflegeleicht. Die Menschen sehen blaß aus bei dem Licht. Die meisten stehen in einem Halbreis vor einer Fernsehwand und freuen sich über die Werbewitze. Der Zuganzeiger über mir klappt digital, klappt und klappt und klappt. Pinneberg. Ich muß nach Wedel. Da klappt es oben noch mal. Wedel. Es ist endgültig. Aus der Dunkelheit des Tunnels kommt der Zug in die Halle geglitten. Zwanzig Sekunden Gedränge und Geschiebe. Zurückbleiben bitte! Die Türen hauen zu. In Altona steigt eine Gruppe Jugendlicher mit Taschen und Turnschuhen ein. Schüler. Nun habe ich meinen Krach. Ich wär gern wieder in Erster. Wir fahren aus dem Tunnel ans Tageslicht. Ich muß nicht mehr an die Fliesen sehen.

Am Bahnhof Hochkamp steige ich aus. Ich überschlage zwei Züge und trinke Bier in der Kneipe auf dem Bahnsteig. Man kann von oben auf die Häuser sehen. Zum Olymp steht über der Tür der Kneipe.

Züge laufen ein und aus. Zurückbleiben bitte! tönt es ständig aus dem Lautsprecher. Es ist immer die gleiche Stimme, überall die gleiche Stimme, auf jedem Bahnhof. Es läuft eine Platte ab. Ein Druck auf den Knopf vom Aufsichtsbeamten, und schon kommt: Zurückbleiben bitte! In Blankenese, Altona, Hauptbahnhof. Es ist eine Frauenstimme. Die Stimme ist energisch, befehlend. Wie oft sie das wohl gerufen hat, bis es saß? Oder spricht sie immer so?

Wie hat sich meine Stimme vorher angehört? Die eigene Stimme auf Tonband ist einem fremd. Man glaubt nicht, daß man's ist, findet sich schrecklich, kann sich nicht erkennen. Man kann den Klang nicht wahrnehmen, lacht über sich. Stimmen sind unverwechselbar, typisch. Meine Stimme finde ich heute schrecklich, aber unverwechselbar, allerdings.

Unverwechselbare Kennzeichen: Halsnarbe und

Heiserkeit. So steht es im Paß. Nein, die Heiserkeit bessert sich nicht. Dann tragen wir's ein. In Ordnung. Heiser ginge ja noch, wenn die wüßten. Meine Freunde sagen, man hört immer noch, daß du es bist, die Melodie, die Mundart. Sie sind nett.

Da fällt mir ein, ich kann nicht mehr um Hilfe rufen. Alles so kleine Dinge. Ich muß mir unbedingt diese Flöte kaufen.

Ich reiß mich los, mein Zug kommt.

Zu Hause ist es auch schön. Auf dem Tisch liegt ein Zettel. Werner-Otto-Institut anrufen, Astrid. Es ist meine Logopädie, dort lernt man sprechen. Manchmal brauchen sie mich dort zum Vorzeigen, Vorsprechen. Helfen Sie uns noch mal, Herr Lentz? Klar.

Telefonieren ist so eine Sache. Fremde legen meistens schnell auf, wenn sie mich hören. Einen Augenblick Stille und klack, aufgelegt. Sie fühlen sich verarscht, ein Schabernack. Ich wähle die Nummer vom Institut, die kennen solche Stimmen.

Frau Klar, bitte.

Oh, wie geht's? Können Sie uns helfen? Wir haben sechs Patienten, ganz frische, flüstern alle, wär doch schön, wenn Sie...

Wann?

Morgen, morgen nachmittag um drei bei uns, kommen Sie? Herrlich! Bis morgen.

Ja, herrlich, bis morgen.

Es ist so schön, daß alles gut ist, sagt Astrid abends glücklich. Ich blicke fragend hoch.

Die Nachuntersuchung.

Ach so, ja.

Mußt du denn morgen dahin?

Ja.

Du bist immer vollkommen fertig, wenn du von da kommst, es belastet dich, du schläfst nicht, grübelst, trinkst.

Wenn schon, sie sind sechs, mit Frauen zwölf.

Was sollst du denn wieder?

Vorsprechen, mich zeigen, zeigen, daß es geht, wie es weitergeht, Hoffnung geben, große Schnauze haben. Sie brauchen das, verstehst du?

Dir hat damals keiner geholfen.

Eben.

Astrid will mich fernhalten, beschützen, sie paßt auf mich auf. Ich bin kaputt, wenn ich von da komme, das stimmt, ich gehe da nicht gerne hin. Manche haben noch die roten Streifen am Hals, sind strahlenverbrannt, stumm. Eine seltsame Verbundenheit zwingt mich zu ihnen. Außerdem kenne ich das Gefühl, wenn man fertig ist und rauskommt, allein dafür lohnt sichs hinzufahren. Wie die sich wohl fühlen, wenn sie mich erlebt haben? Ich hätte damals wirklich gerne so einen gehabt wie mich.

Der Kaffee ist alle. Morgens keinen Kaffee. Denkst auch an nichts, nur an deinen Quatsch. Astrid steht im Bademantel in der Küche und sieht in die leere Dose. Hier, sagt sie und hält sie mir unter die Nase.

Du bist für Kaffee verantwortlich, sage ich, nicht ich.

Verantwortlich?

Ja, sicher.

Wieso denn ich?

Du bist's nun mal.

Nee!

Natürlich.

Schrei nicht so, sagt sie, gibt's eben Tee.

Nein, ich will Kaffee.

Was?

Ich will morgens Kaffee.

Wir haben aber keinen.

Dann hol welchen.

Ich?

Ja, du, wer sonst?

Eine Frau kann sich nicht ohne zu waschen anziehen, das tut man nicht, meine Haare.

Ich kann nicht sprechen, ich bin nicht rasiert.

Du hast doch kaum noch Bart.

Verdammt, nun...

Entschuldige.

Sie küßt mich an der Tür.

Bring mir Zigaretten mit, sagt sie.

Ein rötlicher Morgen. Ich mache einen Umweg und sehe kurz aufs Wasser. Es funkelt wieder. Schiffe und Flußkähne fahren vorbei, Glitzerwerk kräuselt an den Bordwänden, ein Bonbonhimmel ist über mir, weißer Rauch steht über Hamburg.

Das Wasser kocht, als ich ankomme. Aus dem Kessel wehen weiße Schwaden. Er steht auf drei. Er heult.

Kaffee!

Sie ist nicht da. Tassen und Untertassen stehen auf der Fensterbank, Kanne und Filter sind aufgebaut, nur sie fehlt. Sie liegt flach hinter dem Sofa im Wohnzimmer und drückt sich auf den Teppich.

Fahr da nicht hin, flüstert sie von unten.

Doch, ich fahr.

Trink nichts unterwegs.

Komm da hoch.

Ich komm nicht hoch.

Was willst du denn da?

Ich will hier sein.

Dann ist sie weg. Ich mache den Abwasch von gestern abend, sauge Staub, häng das Bett raus und putze mit einem Ledertuch den Spiegel im Bad. Morgen ist Samstag. Schön, dann muß sie nicht weg, ist den ganzen Tag bei mir. Ich bin Hausmann, ich muß mir überlegen, was ich morgen kochen will. Morgen ist Markttag, da finde ich schon was. Wir können draußen essen, im Garten. Die Waschmaschine im Keller donnert, sie poltert los, springt auf dem Estrich herum. Ich renne die Treppen runter. Die Maschine hat sich losgepoltert. Sie tanzt mitten im Raum. Ich pack sie. Sie tanzt mit mir. Ich kriege sie nicht in den Griff. Ich reiß die Schnur aus der Steckdose. Sie fällt in sich zusammen. Keine Puste mehr. Ich schieb sie an den Ausgangspunkt zurück und laß sie wieder atmen. Sie summt freundlich los.

Was hatte der Mann im Strahlenbunker zu mir gesagt? Und wenn Sie nur zwei Jahre länger leben, das ist doch auch schon was. Die wollen erst mal Leben verlängern. Wie lange wissen sie auch nicht. Drei Jahre, hatte ich gedacht, das wäre schön, ist jetzt noch etwas früh. Ich lebe seitdem über sechs Jahre. Ist das nichts?

Es wird Zeit. Ich fahre eine Stunde bis zum Institut. Herrliches Gleiten im Zug. Ich muß nicht aufpassen, keine Gebots- und Verbotsschilder, keine Ampeln, keine wütenden Verkehrsteilnehmer, ich kann aussteigen, wo ich will, kann was trinken. Es ist gemütlich. Ich darf hin- und hergehen. Draußen laufen Bilder vorbei, die ich ruhig in mich aufnehmen kann. Ich bin passiv, kann am Fenster sitzen und hinausschauen. Ich male mir Geschichten aus und komm doch voran. Ich bring Träume unter die Dächer und denke mir Leben hinein. Warum hält der Zug? Bin ich da?

Meine Reise ist zu Ende. Ich bin da, wo ich nicht hinwill. Ich gehe quer über den Platz zu dem Betonkasten im Hintergrund. Der Pförtner sitzt in einer Glaskabine. Hier sprechen, steht an einem Fensterchen. Er öffnet es. Er hält die Hand hinters Ohr. Er spricht nicht mit mir.

Lentz, ich möchte zu Frau Klar.

Er nimmt das Telefon ab und wählt.

Der Lenz ist da, sagt er kichernd. Er wartet, nickt, zieht an einer Zigarette und legt auf.

Sie kommt. Er schließt die Klappe.

Ich bin da.

Fein, daß Sie gekommen sind, sagt die Logopädin. Ich habe hier einen Herrn Lübke, der will nicht mit dem Gerät sprechen, er will es nicht, er will es nicht lernen. Er findet die Laute roboterhaft, abstoßend.

Sind sie ja auch.

Na, kommen Sie mal, sagt sie.

Mir wird mulmig, wie war das noch mit dem Gerät? Ich haßte es, fand es roboterhaft, abstoßend. Ich wollte nicht damit sprechen, nicht in der Öffentlichkeit, vor Fremden, auf der Post oder in Läden. Um Gottes willen. Ich schaffte es nicht, brachte es nicht über mich. Freund Plüschi schaffte es. Sie hatten uns in Urlaub mitgenommen, mich mit dem Gerät, der Quaktüte, wie er es nannte.

Heute abend, hatte er zu Astrid gesagt, da ist er reif, da kriegt er von mir so viel Wein wie reingeht, und dann mach ich ihn richtig wütend, daß er anfängt, damit zu sprechen.

Es gelang ihm, ich sprach später im Restaurant mit der Quaktüte auf ihn ein. Ich war sehr erregt, und weil ich nicht schnell genug mit dem Ding sprechen konnte, hätte ich ihn fast damit beworfen. Ich sprach, der Bann war gebrochen.

Als ich die Tür öffne, sitzt er vor mir an einem Kindertisch, wie ein Häufchen Unglück hängt er auf dem Stühlchen. Mein Kollege. Er steckt das Sprechgerät in die Jackentasche. Die Logopädin stellt uns vor. Ich beginne zu sprechen. Er mustert mich und sieht auf meinen Mund. Er hört zu. Ich rede nur, damit er meine Stimme wahrnimmt, sich gewöhnt. Er staunt. Er zeigt auf mich. Er holt eine Tafel raus und schreibt was auf. Er zeigt es. Er will meine Sprache lernen. Natürlich.

Die Logopädin schüttelt den Kopf. Später, sagt sie, erst das Gerät.

Er verschränkt die Arme vor der Brust, sieht wütend an die Wand. Er flüstert was.

Wo ist es? Sie sieht sich im Zimmer um. Er kramt es widerwillig aus der Tasche und stellt es auf den Tisch. Er sieht es an wie eine Kröte. Ich nehme es in die Hand, halte es an den Hals und erzähle ihm die Geschichte von Plüschi. Er hält sich die Ohren zu. Ich artikuliere vorsichtig, trenne die Silben scharf, komm wieder rein, kann es immer noch. Ich merke, daß er zuhört, er nimmt die Hände langsam vom Kopf. Er lächelt schließlich. Er schreibt wieder was auf. Er zeigt es uns. Quaktüte steht da. Er streicht es durch. Ich gebe ihm sein Gerät zurück. Er nimmt es an.

Tun Sie es Ihrer Frau zuliebe, sage ich, versuchen Sie es, einmal.

Ich bin nicht verheiratet, schreibt er auf.

Er lacht und nickt. Er hält es seitlich an den Hals und drückt den Knopf. Es schnarrt los. Er versucht zu artikulieren. Er wird es lernen.

Die Logopädin ist erlöst, sie klopft erst ihm und dann mir auf die Schultern. Bei Ihnen war er nicht so bockig, sagt sie vor der Tür.

Ich bin ja auch Kollege.

Wir gehen den Flur zum kleinen Konferenzsaal entlang. Dort wartet die Gruppe. Der Flur hört nicht auf, meine Hände werden feucht. Ich stecke sie in die Taschen. Sie warten bestimmt auf mich. Auf mich? Auf jemanden, der wieder sprechen kann. Vor der Tür wirft die Logopädin den Unterarm hoch, läßt den Bizeps springen und ballt die Hand zur Faust.

Allez! rufe ich und bin im Zimmer.

Sie sitzen an einem großen, runden Tisch. Sie starren mich an. Die Logopädin schiebt mich weiter. Es ist ruhig, keiner bewegt sich. Ich gehe zögernd zum Tisch. Ich fühle, daß ich nicht sprechen kann. Ich versuche nicht, die Luft runterzuschlucken, es geht nicht. Ich drehe mich zur Logopädin um. Sie lacht. In der Ecke ist ein Waschbecken, ein Wasserhahn, rote Seife liegt in der Mulde. Ich wasch mir die Hände. Ich bin dankbar für das Geräusch, das der Wasserstrahl macht. Es spritzt.

Ich mach das Becken sauber, trockne die Hände ab. Das Handtuch ist naß. Da ist eine Tafel neben mir, Kreide liegt in einer grünen Packung auf der Leiste darunter. Ich nehme ein Stückchen und geh an die Tafel. Die Spitze bricht ab, als ich zu schreiben beginne. Wenn man aufgeregt ist, kann man nicht sprechen. Da steht es. Die Spannung löst sich. Ich wische es weg. Am Tisch entsteht Bewegung. Ich dreh mich um.

Hallo!

Zwölf Leute sitzen da. Sechs Männer mit ihren Frauen. Ich setze mich zu ihnen. Die Männer lassen keinen Blick von mir. Sie glotzen auf meinen Mund, wenn ich was sage. Ich soll was tun. Ja, was denn? Was sprechen? Also spreche ich. Ich beginne zu quatschen. Ich erzähle, was es auf der Elbe Neues gibt, erzähle etwas über Bruttoregistertonnen, über Fahnen und Nationalhymnen, über Kuchen und Kaffee im Willkomm Höft und daß alles so teuer geworden ist. Ich erzähle, wie es morgens am Fluß ist. Jetzt beginnen sie zu flüstern. Es zischt und faucht. Sie versuchen, sich zu unterhalten. Keiner hört dem anderen zu. Die Frauen blicken verstohlen herüber, einige sehen glücklicher aus. Eine tätschelt meinen Arm. Es beginnt etwas zu entstehen. Zusammengehörigkeit. Ich freu mich. Da schiebt mir einer einen Zettel hin. Wie lernt man so zu sprechen wie Sie?

Durch Willen und Anstrengung, schreibe ich darunter. In der Ecke steht ein Kopierer. Ich zögere, dann nehme ich den Kugelschreiber noch mal. UND DURCH HILFE, male ich in Druckbuchstaben dazu. Ich kopiere den Zettel zwölfmal und verteile ihn. Sie lesen. Einer starrt an die Wand und nickt geistesabwesend. Seine Frau stößt ihn an. Ich komme langsam in Fahrt. Ich will mich wichtig machen, bin mit einem Mal gelöst, will was sein, der Heiland womöglich.

Achten Sie mal darauf, wie der Herr Lentz artikuliert, sagt die Logopädin, wie er Worte behandelt, wie er Luft schluckt, sie wieder herausläßt, wie er Silben trennt oder zusammenzieht. Meine Herren!

Sie klatscht in die Hände, weil sie sich alle was flüstern. Das dürfen sie nicht, dann lernt man's nie. Ich glaube, ich bin überflüssig. Ich kann gehen. Sie wissen, daß es geht, tun müssen sie's selbst. Ich steh auf. Die Logopädin kommt mit 'ner dicken Pulle.

Für Sie, sagt sie und holt eine Plastiktasche.

Danke.

Ich will gehen. Da steht einer von ihnen auf und deutet auf mich. Er zittert. Er beginnt zu flüstern. Ich verstehe ihn, er flüstert gut.

Nein, flüstert er, ich will nicht, ich will das nicht lernen, ich will auch das Gerät nicht, ich will flüstern, aus.

Seine Frau schlägt die Hände vors Gesicht.

Sie Großschnauze, preßt er raus und kommt auf mich zu. Die anderen erstarren.

Wenn Sie wüßten, zischelt er, wenn Sie wüßten, wie sich Ihr Gerede anhört, dann würden Sie's lassen. Warum sollen wir das lernen? Wer will das? Lassen Sie mich in Ruhe, ich bin so zufrieden. Ich flüstere, und? Meine Frau weiß, was ich haben will, sie versteht mich, wenn sie aufpaßt. Ich schnippe mit den Fingern. Einmal Schnippen heißt Kaffee, zweimal Tee. Sie versteht es, kapiert?

Ja, kapiert, sage ich, und die anderen?

Welche anderen?

Sie haben's geschafft, sage ich, hoffentlich ist Ihre Frau immer da.

Als ich zufrieden im Zug auf der Heimreise bin, sehe ich, wie unten auf der Straße eine Frau ein weißes Kuvert in einen Briefkasten wirft. Wir fahren langsam an einer grauen Häuserzeile entlang. Wäsche flattert fröhlich hinterm Haus. Ein Mann tritt oben auf den Balkon. Er gähnt und blickt auf den Zug. Er hat einen Brief und ein Messer in der Hand. Er schlitzt den Brief auf, nimmt den gefalteten Bogen heraus und liest. Sein Gesicht klärt sich auf. Er lacht. Ich sehe seine Zähne blinken. Was mag in dem Brief stehen? Im Weiterfahren wird der Mann winzig. Immer noch sehe ich den weißen Bogen in seiner Hand.

Ich klingele zu Hause. Der Hund bellt. Astrid ist schon da. Freitags kommt sie früher. Freudig reißt sie die Tür auf. Sie mustert mich.

Wie war's?

Schön.

Was haben sie gesagt?

Die können noch nicht sprechen.

Laß dir doch nicht jedes Wort aus der Nase ziehen.

Ich hab was erzählt, von der Elbe, von Schiffen.

Und, fanden sie das gut?

Haben sie nicht gesagt.

Ich meine, fanden sie deine Stimme gut, Herrgott noch mal.

Einer hat gesagt, er will das nicht lernen, er will flüstern.

Vielleicht hat der recht?

Glaub ich nicht, der will, daß ihm seine Frau den ganzen Tag aufs Maul schaut, er will's von den Lippen abgelesen haben, ich bin krank, hilf mir. Er will mit den Fingern schnippen.

Ochse.

Astrid!

Und die anderen?

Die wollen's lernen.

Na also, schaffen sie's?

Drei bestimmt.

Dann hat's sich doch gelohnt.

Hat sich gelohnt, los, wir trinken den Sekt.

Der ist noch zu warm.

Ich laß den Plastikkorken knallen. Er fliegt an die Decke, wirbelt in der Küche rum. Ein Schuß Sekt klatscht auf den Boden.

Sauerei, sagt sie.

Hör mal, spinnst wohl?

Wir trinken, ich küsse sie und schenke nach.

Morgen ist Samstag, sage ich, brauchst nicht los, freust dich?

Freu mich, sagt sie.

Ich stehe vor dem Spiegel und rasiere mich. Ich rasier das, was noch da ist. Es ist nicht viel, aber Rasieren macht frisch. Sorgsam kratze ich den Schaum vom Gesicht. Es ist sieben Uhr. Meine Kleine schläft noch. Der Köter hat sich in unser Bett geschmuggelt, als ich aufstand. Soll ich deswegen Krach machen? Ich kann nicht mehr duschen, also bade ich. Ich leg mich ins warme Wasser und überlege mir Rezepte für nachher, mache Menüvorschläge im stillen, suche passenden Wein aus. Ich geh gleich zum Markt. Ich massier mir die Haare mit Alkohol, das wird eiskalt auf der Birne. Ich wiege mich, etwas zugenommen, Gott sei Dank. Wir müssen mit dem Geld auskommen, hat sie gesagt. Mach ich Karo einfach, Eier sind billig. Eier mit Häckerle. Kleingehackte Gewürzgurken, Zwiebeln, Joghurt, Dill und Petersilie, Senf und Knoblauch, das ist 'ne Mischung. Die gekochten Eier könnte ich mit Anchovis machen, warum nicht? Dazu 'n Pfälzer und Pellkartoffeln. Wär das was? Mal sehen, was sie nachher sagt. Vielleicht krieg ich 'n schönen Fisch, 'n Kabeljau oder so was, gekocht, Verzeihung, pochiert, mit Senfsoße und 'n Kopp Salat dazu, oder 'ne grüne Gurke. Wieder den Pfälzer. Könnt ich 'n Schlückchen schon beim Kochen vortrinken. Ich beeile mich mit meiner Toilette. Laß sie man schlafen. Ich mache ihr ein Tablett mit Thermosflasche und Honigbrötchen zurecht. Ich schiebe es vor die Tür. Hoffentlich tritt sie nicht rein.

Als ich auf der Straße bin, fährt mein Bus vorbei. Ade! Ich darf was für die Gesundheit tun. Rötlicher Schimmer liegt auf den weißen Giebelwänden der Nachbarhäuser. Der Eispalast-Mann in der Bahnhofstraße ist schon da. Er ist Italiener. Er klebt ein Poster von Clark Gable an sein Fenster. Clark sieht skeptisch aus. Der Eispalast-Mann kommt raus und zieht mich an der Jacke in seinen Laden. Er kennt mich. Er schnappt sich eine Pulle vom Eis und schenkt zwei Gläser ein. Er schenkt mit Kappe.

Zwei Rosé, Signore.

Au, schön.

Wein ist gut morgens.

Sehr gut.

Ancora.

Er füllt die Gläser noch mal, als wir ausgetrunken haben. Kostet? Er will partout kein Geld.

Ist gut, Signore, grazie.

Dann, danke.

Arrivederci!

Diese Italiener, morgens schon Rosé, es ist noch nicht acht. Das fängt ja gut an. Hast doch keinen schweren Tag, ist Samstag.

Auf dem Wochenmarkt ist lebhaftes Gedränge. Es wird verkauft. An einem Gemüsestand lehnt ein alter Chinese und hält sich am Gestänge fest. Er ist feingliedrig. Er trägt einen zerschlissenen schwarzen Anzug, ein weißes Hemd mit dünnem Schlips und braune Sandalen. Sein Haar ist schütter und grau meliert. Die Haut sitzt straff auf den Backenknochen. Er hat nichts von den jungen Lederjacken-Chinesen mit der langen Matte, den goldenen Ketten am Handgelenk und der Rolex auf dem Handrücken. Er blickt sich ängstlich um. Er setzt einen Fuß auf den anderen. Er nimmt ein Sträußchen Petersilie vom Tisch. Er klaut es. Er zupft mit schönen Fingern Röschen ab und futtert sie. Die Marktfrau kreischt, als sie ihn sieht. Sie kommt angelaufen und schlägt ihm mit einem Handfeger das Sträußchen aus der Hand. Er bückt sich, hebt es auf und verschwindet im Gewimmel. Die Marktfrau sieht mich fassungslos an.

Haben Sie das gesehen?
Was? Den Chinesen?
Ja, hat Petersilie geklaut.
Tatsächlich?
Ja, sicher, hier, so'n Bündchen.
Vielleicht hat er Hunger.
Ja, und?
Ich meine, so'n Bündchen.
Erlauben Sie mal.
Ach, so'n bißchen Petersilie.
Sie sind gut, sind Sie erkältet?
Ja, bin erkältet.
Hört sich böse an.

Sie sieht mißtrauisch hinter mir her. Der Fischmann bringt seine Ware in Styroporkästen aus seinem Kombi zum Stand. Er nimmt einen Kasten hoch, kippt ihn, und ein Schwall von Fischen schleimt die schräge Theke hinunter und klatscht gegen die Glaswand vor mir. Ich schüttele mich und liebäugele mit einem Kabeljau.

Seine Frau kommt zum Bedienen. Sie ist etwas schwer von Begriff. Er weiß das und hört stets zu, wenn sie mit Kunden spricht. Er verbessert unentwegt, sagt andere Fischnamen als sie, andere Preise, reißt ihr Ware aus der Hand, kassiert selbst. Sie ist verunsichert. Sie steht unter seiner Fuchtel. Sie sieht mich schüchtern an. Meine Stimme versteht sie schon gar nicht.

Bitte?
Ich möchte den Kabeljau da. Ich zeig drauf.
Mit Kopf?
Ja, bitte, nur ausnehmen.
Wie groß darf er sein?

Der da. Ich zeig ihn wieder.

Der Herr möchte einen ausgesuchten Kabeljau, den, den er sich selbst ausgesucht hat.

Ja, ja, ich verstehe.

Ich dachte.

Er blinzelt mir zu. Sie runzelt die Stirn. Sie wickelt den Kabeljau in Zeitungspapier ein. Er sieht sie fassungslos an.

Wollte der Herr nicht mit Kopf, aber ausgenommen?

Ja.

Ist der Fisch ausgenommen?

Er ist noch nicht ausgenommen.

Ist er gewogen?

Nein, noch nicht.

Dann pack ihn aus, wieg ihn und gib ihn her.

Sie sieht verzweifelt aus hinter der dicken Brille. Die Leute grinsen und starren sie an. Er tippt sich an die Stirn. Hoffentlich bin ich hier bald weg.

Sonst noch was? fragt sie.

Ja, drei Anchovis.

Bitte?

Ich schreibe es auf einen Block, den ich immer bei mir habe. Sie liest. Jetzt ist sie völlig aus dem Häuschen. Sie weiß nicht, was das ist. Sie zeigt ihm den Zettel. Er läßt meinen Fisch los, wäscht sich die Hände, greift unter die Theke und knallt eine Plastikdose vor sie hin.

Anschofisch, sagt er, haste schon tausendmal gegessen.

Sie packt nun beides sehr langsam ein und reicht es mir. Ich will nett sein. Sie bleibt ernst, sie hat nicht viel zu lachen. Er nimmt mein Geld.

Mein Fisch immer frisch, sagt er, Karl immer selber Fischmarkt, immer neue Ware, immer tadellose Fisch, eiskalt, billig, gut, Herr.

Er schreit es.

Ich bin Deutscher, sage ich, ich kann alles verstehen, am besten normales Deutsch, Sie brauchen sich nicht so anzustrengen.

Deutscher? Und können alles gut verstehen?

Ja, warum nicht?

Aber Ihre...

Nur die Stimme ist im Eimer.

Gott sei Dank, nur die Stimme, das gibt sich ja.

Nein.

Nein? Na, denn nichts für ungut. Bedienen! sagt er zu seiner Frau.

Lauf weg! sag ich zu seiner Frau, hau ab, nimm die Beine in die Hand, mach was anderes, verschwinde.

Sie steht da mit offenem Mund.

Ich kauf meine grüne Gurke und die Eier. Ich mach 'ne kleine Probe mit dem Pfälzer und nehme zwei Liter mit. Die Zeitungen laß ich links liegen. Ich warte auf den Bus, der Markt stinkt mir. Ich möchte nach Haus.

Sie winkt mir durch eine Rauchwolke zu, als ich meine Tüten zu Hause abstelle. Der Staubsauger heult. Sie stellt ihn ab und kommt in die Küche. Sie kann gleichzeitig Rauch aus Nase und Mund kommen lassen. Es sieht wie ein Kunststück aus.

Die wievielte ist das? Die dritte?

Ich hab schon 'n ganzes Päckchen auf.

Ach so.

Was dagegen?

Die Halsspezialisten haben das nicht gern.

Da pfeif ich drauf.

Bitte, bitte.

Im Wohnzimmer sitzt der Hund auf der Fensterbank neben den Weingläsern und sieht sich den Garten an. Was ist hier eigentlich los?

Was haste denn geholt? Laß mal Beute gucken.

Ich hab billig geholt, Fisch, Eier.

Braves Kind.

Ich bin ein Koch, der alles langsam vorbereiten muß. Man merkt es mir an, wenn es schnell gehen soll, es schmeckt keinem. Heute Mittag soll es den Fisch geben. Ich säubere ihn unter dem Wasserstrahl. Es ist ein strahlender Tag geworden, überall ist Sonne. Ich zerdrücke Zitrone über den Fisch, schüttele ihn auf dem Teller. Ich bereite den Sud vor, ich will ihn pochieren. Pfefferkörner, Essig, Salz und so weiter. Im Bad heult Astrids Fön. Ich reiß den Pfälzer auf, schnell, schnell, sie riecht so was. Klasse, schmeckt gut, noch 'n Schluck. Was macht sie bloß so lange im Bad? Ich hab noch nie gesehen, daß einer zwei Stunden im Bad ist.

Was machst du eigentlich so lange im Bad?

Meine Füße.

Die sehen doch ganz normal aus.

Ja, weil ich sie so pflege.

Muß das denn ewig dauern?

Du hast keine Ahnung von Frauen, Frauen brauchen Zeit für sich, für die Körperpflege, Frauen überlegen, wenn sie im Bad sind, denken über ihr Leben nach, putzen sich.

So wie Katzen?

Ähnlich.

Ich leg jetzt den Fisch rein.

Tu das.

Ich deck den Tisch. Ich mach die Tür zu der kleinen Terrasse auf und bekomme einen Hustenanfall. Ich fauche wie ein Drache. Die Schwarzdrosseln und zwei schöne Elstern fliegen entsetzt davon, sie stoßen Warnschreie aus. Sie denken natürlich, ich bin eine große Katze, genau wie der Schäferhund neulich in der Bank, der mich anfiel und nach meiner Kehle schnappte. Man macht was mit.

Der Fisch ist fertig!

Komm ja schon.

Wieso ist denn von dem Wein schon was raus?

Fürs Kochen.

Hast selbst nix getrunken?

Doch nicht vorm Essen.

Nee, bloß nicht.

Wie findste den Fisch?

Zu durch, kaputtgekocht.

Hat aber nicht gekocht.

Aber er schmeckt faserig.

Koch doch selbst.

Wieso?

Wenn's dir nicht schmeckt.

Zäh bleibt zäh.

Es ist ein ganz frischer Fisch vom Markt.

Ist trotzdem zäh.

Zäh sagt man zu Fleisch.

Was sagt man denn zu Fisch?

Trocken.

Also, der Fisch ist mir persönlich zu trocken.
Trocken sagt man zu Wein.
Also, der Fisch schmeckt nach Wein.
Das wär ja herrlich.
Ich möchte heute fröhlich sein.
Ich auch.

Zwei Rotkehlchen springen aneinander hoch. Ihre Schnäbel sind aufgerissen. Sie sind in Fahrt. Sie jagen sich, flitzen durch Bäume und Hecken, locken sich mit ihren Rufen. Sie leben das, was für sie nötig ist, einfach leben. Sie hängen keine Bilder von sich auf. Sie jubilieren.

Was meinst du, was ich nachher mache?
Du legst dich sicher etwas hin.
Haarscharf.
Vielleicht komm ich auch.
Du bist mein Kind.
Was?
Das macht die Sache so schwierig.
Welche Sache?
Na, alles.

Ich schenk mir noch etwas Wein ein. Sie ist verschwunden. Wieso bin ich denn ihr Kind?

Im Bad ziehe ich ein weißes T-Shirt an und lege ein frisches Tuch um meinen Narbenhals. Ich gefalle mir im Spiegel. Ich schiebe mich sachte zu ihr ins Bett. Wir liegen umschlungen.

Ich hätte nie gedacht, daß es so wieder wird, sagt sie.
Ich auch nicht.

Essen, rumgehen, daß du wieder was tust, kochen, leben, was wollen wir mehr?

Nichts.

Ich küsse sie. Sie schließt die Augen, und ich sehe, wie ihre Wimpern glitzern.

Liebst du mich?

Ich küsse auch ihre Augen. Ich wundere mich über die Zartheit ihrer Haut und über die ganze Astrid.

An nichts denken, sagt sie, denk an Möwen auf Geländern, denk an die torkelnden Kiebitze auf den Wiesen. Denk an nichts. Denk bloß nicht an dich.

Ich denke an das, was sie sagt, und dann denke ich nicht mehr. Es ist fünf Uhr, als ich aufwache. Sie ist wach und lächelt. Ich spring aus dem Bett.

Wieder so glücklich? frage ich.

Und ob, soll ich was tun?

Überhaupt nichts.

Willst du 'n Stück Puffer? ruft sie aus dem Bad.

Was will ich?

Puffer!

Hört sich unanständig an.

Das heißt aber so.

Wir sagten früher Rodonkuchen.

Was heißt früher?

Als wir noch Kuchen aßen.

Was heißt wir?

Mein Bruder und ich.

Im Münsterland?

In Ostwestfalen.

Ich denk, ihr seid aus Münster.

Da waren wir später.

Warum ziehst du denn deine Jacke an?

Ich will sehen, wo die Möwen sitzen und ob Kiebitze torkeln.

Du willst zu Luiza.

Quatsch.

Ist bestimmt deine Verliebte.

Es heißt Geliebte.

Auf dem Deich ist es schön. Die Schiffe sehen glasig aus. Wie Blei. Wie aus der Waschküche kommen sie an. Sie fahren auf der anderen Seite entlang, auf der Niedersachsenseite. Dort ist die Fahrrinne. Vielleicht liebe ich Schiffe mehr, als sie es verdienen. Sie wollen nur auf und davon. Sie wollen Container sein, Kästen tragen und damit Geld verdienen. Für mich sollen sie wie früher sein, länger auf Fahrt, es nicht so eilig haben, wenn sie im Hafen sind, morgens rein, abends raus, keine Zeit, keine Zeit. Ich will Ferne schnuppern, möchte sie romantischer, abenteuerlich. Seeleute lachen, wenn sie mich hören, und fragen mich, ob ich schon mal auf Schiffen war. So sind Schiffe in Filmen, sagen sie, bei Spinnern und Landratten.

Es ist dunstig hier. Der Deich ist grün, steigt sanft an und bildet oben einen zwei Meter breiten Pfad. Man kann weit über Elbe und Marsch sehen. Die vom Fluß abgekehrte Seite des Damms fällt steiler ab. Er führt in gerader Linie am Flußbett entlang. Man kann stundenlang auf ihm weiterwandern. Hinten ist er nur noch ein Strich. Als ich eine Weile gelaufen bin, taucht neben dem Deich, nahe am Ufer, schemenhaft der Mast einer Hochspannungsleitung auf. Er erinnert mich an den Eiffelturm. Jenseits des Flusses erkenne ich die Silhouette des Kernkraftwerks. Um mich herum fliegen Kiebitze und Möwen. Ich sehe einen Storch, der über die Wiesen am Bach stolziert, und dann sehe ich den Eisvogel.

Er sitzt auf einem Zaunpfahl. Er sitzt ruhig, etwas in sich gesunken, abwartend da. Auch als ich näher komme, bewegt er sich nicht. Ich bin drei Schritte von ihm entfernt. Ich bleibe stehen und betrachte ihn. Ich denke an den Raben bei Edgar Allan Poe, an den schwarzen Boten aus «Plutos nächtgem Heer», der sich im Zimmer des jungen Witwers auf die Pallasbüste setzte und die sehnsüchtigen Fragen des Unglücklichen stets mit «Nimmermehr» beantwortete. Ich stelle im stillen meine Fragen an den schillernden Fischfresser auf dem Pfahl. Er sieht mich mit schwarzen Knopfaugen unverwandt an, legt den Kopf schief und plustert sich auf. Er antwortet nicht. Er sagt kein Wort. Die Fragen scheinen mir auch bereits durch die Farbigkeit seiner Erscheinung beantwortet zu sein, denn er hat nichts vom düsteren Schwarz des Raben. Er ist leuchtend bunt. Kopf und Rücken sind schillernd blaugrün. Ein Streifen auf dem Rücken, der bis zum Stummelschwanz hinunterreicht, ist hellblau. Die Unterseite bietet er mir in zartem Hellbraun. Zur Abrundung der Pracht sitzt er auf korallenroten Füßen. Er trägt kaum Hals, wie ich. Der Kopf sitzt nahezu auf dem Rumpf. Außerdem balanciert er einen gewaltigen Dolchschnabel vor sich her, mit dem er sich die Fische an Land zieht. Er ist schön. Ich winke ihm zu. Da klappt er kurz den langen Schnabel auf, als wolle er sprechen, schweigt aber, und fliegt schwirrend davon. Ich sehe ihm nach, bis er im frischgrünen Schilf verschwindet.

Ein gutes Omen. Ich gehe glücklich zurück. Es ist schon acht, als ich zu Hause ankomme. Bin ich drei Stunden unterwegs gewesen? Hoffentlich ist sie nicht sauer. Es riecht nach Huhn in der Wohnung.

Hallo, hast du etwa Huhn?

Wo warst du so lange?

Auf'm Deich.

Drei Stunden?

Was, so lange? Kam mir kürzer vor.

Ich mach den Backofen auf, ja, da schmurgelt ein Hühnchen auf dem Rost.

Spitze, Hühnchen, und was gibt's dazu?

Apfelkompott. Könntest mich ruhig mal mitnehmen.

Du läufst doch nicht gerne.

Jedenfalls nicht deine Wege.

Siehste, nur Schaufenster angucken.

Ich will mich nicht noch mehr ärgern.

Warum auch?

Flegel!

Komm mal zu...

Nein, geh weg, laß mich.

Sie guckt sich ihr Huhn an und sticht mit einer Gabel hinein.

Gar, sagt sie zu sich selbst.

Ich geh in den Flur, rassel mit dem Schlüsselbund, klappe mit der Wohnungstür und stelle mich zur Seite. Ich mach dem Hund Schweigezeichen. Er wedelt. Ich linse um die Ecke. Sie schlägt die Backofentür zu, richtet sich auf und lauscht. Sie dreht sich um. Ich drücke mich an die Wand. Ich höre, wie sie die Schürze abbindet und in die Ecke feuert. Sie überlegt.

Nicht mit Astrid, sagt sie schließlich, soll er doch mit seiner Luiza.

Sie kommt mit schnellen Schritten in den Flur. Ich krall sie mir. Sie kreischt. Ich werf sie aufs Sofa. Sie strampelt. Wir lachen. Ich trag sie in die Küche und setze sie auf den Schrank.

Gemeiner Kerl, sagt sie, hast das alles nicht verdient.

Was hättste gemacht?

Wär weggefahren.

Zu deiner Mutter?

Nee, tanzen.

Witwenball?

Geht's schon wieder los?

Nun komm.

Setz dich in den Garten, ist alles fertig.

Der Tisch ist gedeckt mit weißer Tischdecke, Blumen, Gläsern, dem besten Porzellan und Silber. Ich bin baff. Ein Korkenzieher liegt da, unser einziger Kerzenständer aus Silber mit blauer Kerze steht bereit. Keiner hat Geburtstag. Sie kommt mit einer Flasche Château Latour.

Mach mal auf.

Mensch, so'n Wein.

Mach auf!

Ich schau mir das Etikett an und sehe blitzartig die grünen Weinfelder an der Gironde vor mir, sehe die feinen Châteaus in ihnen, dann die kahlen Hügel Spaniens, meine Freunde, unsere ganze Tour nach Pamplona, damals, als alles anfing. Ich schenk den Wein in die Gläser, fächele Luft und laß sie in die Nase steigen. Ich rieche das Aroma des Weins und probiere.

Herrlich!

Ich tranchiere das Huhn.

Ich hab einen Eisvogel gesehen auf dem Deich.

Wie sah der denn aus?

Bunt, schillernd.
Die sind selten, nicht?
Und wie, gibt's kaum noch.
Hast ja Glück gehabt.
Ja.
Wir sehen uns an und lassen die Gläser klingen.
Zum Wohl, auf dich.
Auf uns!
Wir trinken und machen uns über das Huhn her.
Ist alles gut?

Ich blinzele an ihr vorbei in den Garten und muß schlucken. Bei beginnender Dämmerung wirkt er immer geheimnisvoll. Es ist ruhig geworden. Die Tulpen auf den Beeten haben sich geschlossen. Kühle macht sich breit. Wir sitzen in unserer Ecke. Morgen ist Sonntag. Es ist alles gut.

Ich fühlte, daß ich zu leben begann und daß das, was ich alles tat, Leben war. Gewiß, der Tod gehörte dazu, aber er stand nun am Ende des Lebens.

«Irgendwo im Süden sitzen...»

Nachwort
von Peter Striebeck

Irgendwann im Frühling 1987 fragte mich der Regisseur Rolf Schübel, ob ich Zeit und Lust hätte, in seinem neuesten Film DER INDIANER den Part von Leo Lentz – dessen Gedanken sozusagen – zu sprechen.

Leo Lentz war im Januar desselben Jahres gestorben, ohne den Film gesehen zu haben. Ich las also das Manuskript und sagte zu.

Ein paar Tage später traf ich mich mit Herrn Schübel und seinem Tonmeister in Schübels Haus, wo es im Keller ein kleines improvisiertes Studio gibt. Tisch und Mikro waren aufgestellt. Wir sahen uns den Film an und sprachen über die Möglichkeiten, wie der Text zu sprechen wäre. Wir waren uns darüber im klaren, daß es eine Gratwanderung werden würde. Einerseits mußte man versuchen, die Gedanken des Leo Lentz, seine intimen Geständnisse, Beobachtungen und Bekenntnisse auch auf eine persönliche Weise zu vermitteln, andererseits verlangte die Diskretion der Kamera, der Stil des Films, eine gewisse Objektivierung. Die Aufgabe war also, einen Weg zu finden zwischen Kommentar und persönlichem Erlebnisbericht.

Nach wenigen Stunden war die Arbeit getan. Es überraschte uns, daß es so schnell ging. Wenn ich jetzt – mit Abstand – darüber nachdenke, so muß es wohl an der besonderen Qualität des Textes von Leo Lentz gelegen haben.

Wie muß ein Text sein, damit er sich ohne jede schauspielerische Verrenkung sprechen läßt?

Wir Schauspieler sagen, daß es die größte Kunst ist, sich selbst zu spielen. In der Literatur gilt für mich Ähnliches – Tschechow ist es in seinen Theaterstücken, Novellen und Briefen am überzeugendsten gelungen, in allen seinen Geschöpfen über sich selbst zu schreiben. Seine Kunst dabei liegt darin, eine «objektive» Wahrheit über den Menschen zu berichten.

Auch Leo Lentz schreibt über sich selbst. Er ist kein Virtuose, der nach Belieben mit der Sprache spielt und über kunstvolle Tricks verfügt, wie es sich beispielsweise für Hemingway sagen ließe. Doch es ist ihm gelungen, mit präzisen Beschreibungen seine eigene Geschichte zu objektivieren, obwohl es sich um sehr persönliche Gedanken und Erlebnisse handelt. Er ist wahrhaftig und berührt deswegen unmittelbar.

Ich weiß gar nicht, ob Leo Lentz gewußt hat, was für ein Schreibtalent in ihm schlummerte. Wenn er die Chance gehabt hätte, mehr zu schreiben, hätte man zweifellos gespannt sein dürfen.

Schon bei der ersten Lektüre seines Berichtes fühlte ich mich ganz direkt angesprochen. Als er beispielsweise nach der ersten Operation aus der Narkose aufwacht und merkt, daß er noch lebt, schreibt er einen Satz: «Hoch die Tassen!» Das ist wunderbar und sitzt in diesem Moment hundertprozentig richtig. Wenn ich mich schreibend so ausdrücken könnte, wäre ich vielleicht kein Schauspieler.

Der Bericht des Leonhard Lentz ist zwar eine traurige Geschichte: Ein Mensch verliert den Kampf gegen eine Krankheit. Aber er ist zugleich auch eine ermutigende Geschichte, eine Geschichte über den Wert des Lebens. Aus dem Fenster sehen und wahrnehmen, daß die Sonne scheint oder daß die Bäume wieder grün sind und Blumen blühen. Welch einen Reichtum bedeutet es, wenn man sich immer wieder für das sensibel machen kann, was einem täglich geschenkt wird! Allein morgens aufzuwachen und nicht krank zu sein... Leo Lentz liegt im Bett und sagt sich: Irgendwo im Süden sitzen und mit einem Freund Wein trinken – das ist das wahre Glück.

Für mich ist dieser Bericht, dieser Kampf des Leo Lentz gegen den Krebs, eine Liebeserklärung an das Leben.

3407/4

Frauen und Gesundheit

Angelika Blume
Verhüten oder Schwangerwerden *Natürliche und gefahrlose Wege zur selbstbestimmten Fruchtbarkeit*
(rororo sachbuch 8369)
Immer mehr Frauen suchen nach Informationen, wie sie ihre fruchtbaren Tage präzise herausfinden können, entweder weil sie sich ein Kind wünschen oder aber weil sie sicher verhüten wollen. Dabei möchten sie auf hormonelle Eingriffe (etwa durch Ovulationshemmer wie die Pille) und mechanische Methoden (Spirale, Präservativ, Diaphragma) möglichst verzichten. Die Medizinpublizistin Angelika Blume gibt grundlegende Informationen zu Verhütung und Empfängnis und stellt die verschiedenen Methoden und ihre sichere und praktische Anwendung vor.
Sterilisation *Entscheidungshilfen für Männer und Frauen*
(rororo sachbuch 8865)
PMS – Das Prämensturelle Syndrom
(rororo sachbuch 9129)

Ingrid Olbricht
Die Brust *Organ und Symbol weiblicher Identität*
(rororo sachbuch 8525)
Die Bedeutung der Brust für die Frau ist Thema dieser einzigartigen Arbeit.
Dr. med. Ingrid Olbricht, Chefärztin einer psychosomatischen Klinik, verdeutlicht weit über den medizinischen und psychotherapeutischen Bereich hinausgehend, in welch ausgeprägtem Maße das weibliche Selbstverständnis mit diesem Organ verknüpft sein kann.

rororo medizin und gesundheit

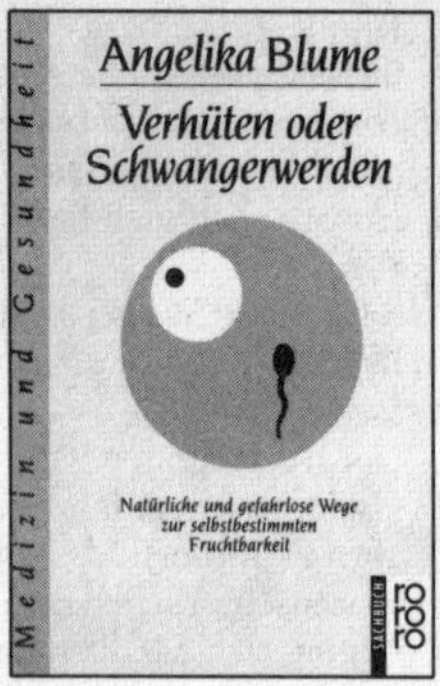

John Guillebaud
Die Pille
Vollständig überarbeitete und erweiterte Neuausgabe
(rororo sachbuch 9127)

Dr. med. Sherman J. Silber
Endlich schwanger *Medizinische Ursachen und Therapien bei Unfruchtbarkeit.*
Überarbeitete und erweiterte Neuausgabe
(rororo sachbuch 8869)

Robin J. R. Blatt
Bekomme ich ein gesundes Kind?
Chancen und Risiken der vorgeburtlichen Diagnostik
(rororo sachbuch 8833)

Frédérick Leboyer
Yoga für Schwangere *Übungen, Texte und Bilder*
(rororo sachbuch 8870)

Carol Dix
Depressionen nach der Geburt
Hilfe für Mütter (und Väter)
(rororo sachbuch 8821)